U0259646

健康微言

万军军 编著

江西科学技术出版社

南昌

图书在版编目（CIP）数据

健康微言 / 万军军编著. -- 南昌 : 江西科学技术
出版社，2024.2
ISBN 978-7-5390-8862-4

Ⅰ．①健… Ⅱ．①万… Ⅲ．①保健－基本知识 Ⅳ.
①R161

中国国家版本馆 CIP 数据核字（2023）第 236068 号

健康微言
JIANKANG WEIYAN
万军军　编著

出版 发行	江西科学技术出版社
社址	南昌市蓼洲街 2 号附 1 号
	邮编:330009　电话:(0791)86623491 86639342(传真)
印刷	江西新华报业印务有限公司
经销	各地新华书店
开本	889 mm × 1250 mm　　　1/32
字数	140 千字
印张	7
版次	2024 年 2 月第 1 版　　2024 年 2 月第 1 次印刷
书号	ISBN 978-7-5390-8862-4
定价	36.00 元

赣版权登字 –03–2023–258
版权所有　　侵权必究
（赣科版图书凡属印装错误,可向承印厂调换）

序

/ XU

一个医生的坚持与守望

一个在盱江边逐流而居的中医世家，一位在南昌传承百年的济生堂堂主，积祖训家学之精微，用平白晓畅的语言完成了自己与患者友好交流的《健康微言》一书，其编撰者万军军先生竟然是我五十年前学医时的同窗学友，惊喜之余，令人感怀岁月有情如盱江之水源远流长。

南昌的抚河古称盱江，发源于武夷山脉西麓江西省抚州市广昌县驿前镇血木岭，流经南丰县、南城县，又向西北经临川县（今临川区）、进贤县至南昌，在滕王阁下注入赣江而汇入鄱阳湖。千百年来，盱江流域涌现出了数百名闻名于世的医药学家，在江西境内形成了理论丰富、著作丰硕、临床诊疗技术独特、传承久远的盱江医学流派。万军军先生的《健康微言》一书,在阐释中医、西医思维模式差异的基础上,探求有相似作用的思想和文化,从而为实现东、西方文化的彼此融通付出了努力,为走向未来的盱江医学派增添了富有现代感的鲜明亮色。

盱江医学流派发脉于秦,兴盛于汉。而衷中参西支派则起于明清时的南昌。明万历二十三年(1595年)五月,意大利传教士利玛窦从广东韶州出发,取道大庾岭,乘船自赣江北上南昌,至青云谱入抚河故道(盱江下游),在将军渡登陆上岸。万历二十五年(1597年)九月,南昌流行疟疾,利玛窦结识了南昌名医王继楼后,根据中医、西医对疟疾的认识,采用了以青蒿、柴胡为主的中药方治疗疟疾,颇见成效,开创了我国传统医学衷中参西的先河。

明崇祯八年(1635年),南昌名医喻嘉言由医隐禅,出家于抚河东岸绳金塔下的百福寺,自此入寺求医者众,喻嘉言医名大振。清光绪二十六年(1900年),本书编撰者万军军的曾祖父万兆葵先生以济生堂字号,在南昌绳金塔下的铁树坡坐堂行医,引种来自西洋的牛痘防治天花,此时衷中参西已在盱江医学流派中渐成风气。

万军军先生出身于中医科班，继承祖业家学，从医院工作退休后，择南昌抚河西岸朝阳洲一僻静处，重振济生堂旗号，尊崇祖训，低调行医。他在工作中的气度如同《健康微言》这本书：对患者微言深义，惜话如金；审察病情时，见其而微知其著，诊其端而断其末；特别是书中写到养生防病时，主张未雨绸缪，运用生物钟的学说结合中医阳气运行昼夜节律的理论，调动人体阴阳平衡的机制，优化机体的内环镜，将机体内外的不利因素化解于无形。这就是万军军先生所奉行的旴江医学流派衷中参西"治未病"的思想和观念。

万军军先生是位平凡的临床医生和科普作家。他牢记传承百年济生堂"不求户外履常满，尚喜雀聚济生门"之祖训，从医五十年来，以高尚的医德和精湛的医技获得无数患者真诚的爱戴和热情的赞扬。同时，他亦将"天下无病，人人健康"作为自己的终极追求，以实现他对旴江医学流派衷中参西走向未来的坚持与守望。

杨建葆

2023 年 10 月于广州

衷中参西诉仁心

　　我的祖居地在江西省南昌市青云谱区青云谱镇楞上村,祖先世代以医为业,父子相传,名医辈出。民国时期,万子云(我曾祖父亲侄子)享誉全省,当时江西省政府主席曹浩森为其书写牌匾。清朝晚期,我曾祖父万兆葵在南昌绳金塔附近的铁树坡悬壶救世,牌匾是济生堂,意在普济苍生。我曾祖父因高尚的医德和精湛的医术,深受人们尊重。之后传人祖父万朱生,父亲万发根,堂伯父万叶孝,传有《痳科活人全书》等书籍资料。

　　我于1956年4月出生,受祖辈仁心仁术影响,从小对传统中医十分感兴趣,于二十世纪七八十年代先后毕业于南昌市卫生学校和江西中医学院。五十年来,历经农村、部队、工厂基层医院工作,现在南昌济生堂执业。

　　万氏家族世代从医，祖辈与我得以凭借一门手艺活跃在治病救人的岐黄堂，始终受人尊重，离不开传统中医的支撑。中医拥有悠久的历史，并以其先进性和强大的生命力为中华民族的繁衍昌盛和世界文明作出了巨大贡献。现在普遍认为，从生物医学模式到生物心理社会医学模式是近几年的一大进步。新的医学模式是1977年由美国罗彻斯大学精神病和内科学教授恩格尔首先提出的，其大意是，人们对健康和疾病的了解不仅仅包括对疾病的生理（生物医学）解释，还包括了解患者（心理因素）、患者所处的环境（自然和社会因素）和协助治疗疾病的医疗保健体系（社区体系）。有意思的是，拥有两千多年历史的中医整体观念、病因病机、辨证论治、治未病等，就包含了生物心理社会医学模式。除此之外，两千多年前中国古人就发现人的生理活动存在时间节律。《黄帝内经》记载：白天阳气行于身体外部，夜间退守身体内部，周而复始。这是告诫人们要按时间节律安排好一天的作息时间，否则就会因身体虚弱而生病。现代科学研究生物钟的历史不是很长，也就四五百年历史。从十八世纪的法国天文学家迈朗开始，很多科学家不断探索，终于发现人的生理活动存在时间节律现象,违背时间节律活动就会有损健康。传统中医的先进性与魅力可见一斑。

一枝独秀不是春,百花齐放春满园。自然界如此,医学领域亦如是。清光绪二十三年(1897年),美国基督教卫理公会在南昌德胜门外开了第一家诊所,标志着南昌人开始接受西方医学。不久,我曾祖父的行医牌匾上就有引种洋痘的内容。这充分说明他是先进且开明的,早早接触到了新知识,也不排斥、拒绝西方医学,并及时把有益的医学知识用于民众,为人们预防疾病、身体健康服务。

我五十多年来虽致力于传统中医的学习与运用,但受"中医科学化"的影响颇深,对于西医也有涉猎。在我看来,西医理论源于实验科学,与现代科学技术关系密切,所以用西医理论指导生活方式是科学合理的。另外,从现代科学的角度,我们能看清中医学中一些比较模糊的东西。例如,中医说晒太阳能活血化瘀、补益骨质。但要问太阳中的什么物质活血化瘀、补益骨质,答案往往十分模糊,从现代科学的角度就一目了然——太阳中的红外线和紫外线起主要作用。

因此,我衷中参西,运用现代科学知识对中医理论的核心内容(如整体观学说、元气学说、道德价值观和饮食有节、以食为药的方法及运动养生的方法)进行解读。国家提出中医科学化几十年,这次也是我对中医科学化的一次探索。

马克思曾说:"一种科学,只有成功地运用数学时,才算达到真正完善的地步。"美国心理学家爱德华·桑戴克说:"凡是存在的东西都有数量。"美国教育测量专家麦克尔说:"凡是有数量的东西都可以测量。"因此,本书注重对日常生活的量化管理。如:什么时候活动?什么时候休息?什么时候晒太阳?晒多久的太阳?什么时候喝水?喝多少水?一天吃几餐?吃多少食物合适?本书可以让人明白,任何事情在数量上的不足或过多都对身体健康不利。

在《健康微言》中,我谈了对中医阴阳平衡的个人理解。我认为,阴阳平衡是中医理论中比较重要的内容。健康的本质是机体的阴阳处于相对平衡状态。健康的反面是疾病,疾病的本质是阴阳失衡。中医治疗疾病最基本的方法就是帮助患者恢复阴阳相对平衡,达到健康。探索阴阳平衡对现代人防治疾病和抗衰老有重要意义。维持阴阳平衡是机体内部控制系统的工作,相当于西医的内环境。这个系统是机体用于化解来自机体外部和内部不利因素的工具。阴阳平衡的维持主要靠机体自身的自主控制，而不全依赖外部因素（衣服、扇子、针、药、养生方式等）的干涉，外部因素只起帮助机体维持阴阳平衡的作用。维持阴阳平衡是在元气的激发和推动下，全身组织器官参与，整体协作，共同完成。

作为一名医生，让患者健康长寿、高质量生活是我毕生之愿。我近迟暮之年写作此书，就是希望能用医学理论指导日常生活，以达到促进大众健康长寿的目的。

万军军

2023 年 10 月于南昌济生堂

目录

第五章

适量运动,增强体质

第六章

注重饮食,保持身体健康

第一章

健康长寿的现实
与梦想

01

　　动物都有趋向生存或规避死亡的本能。人是高智力动物，都希望能活得健康、活得长久，尤其关心自己的生与死、健康与疾病。但现实是有生就有死，如曹操所言："神龟虽寿，犹有竟时；腾蛇乘雾，终为土灰。"世间万物都不是永恒的，生老病死是自然的根本规律。那么，人到底能活多久呢？

寿命的科学估算

理论寿命

　　理论寿命是指一个人理论上最长可以活多久。古人认为可以活 100 ～ 120 岁。《素问·上古天真论》说："尽终其天年,度百岁乃去。"《尚书·洪范篇》说:"寿,百二十岁也。"

　　现代科学认为人可以活 100 ～ 175 岁,主要有三种算法。第一种:120 岁。这是按细胞分裂次数与分裂周期测算得出的。自胚胎期开始,细胞分裂 50 次以上,分裂周期平均为 2.4 年,而人类寿命是细胞分裂次数与分裂周期的乘积,所以得出 120 岁的结论。

　　第二种:104 ～ 130 岁。这是按性成熟期测算法推算得出的。哺乳动物的最长寿命相当于性成熟期的 8~10 倍,人在 13 岁左右性成熟,所以得出 104~130 岁的结论。

　　第三种:100 ～ 175 岁。这是按生长期测算法推算得出的。哺乳动物的最长寿命是其生长期的 5~7 倍。因人的生长期为 20~25 年,故得出 100~175 岁的结论。

神话中人能得道成仙而永生,传说中人能活几百岁,现实中世界公认最长寿的人是法国的让娜·卡尔芒,他活了 122 岁。人死亡的主要原因是年龄因素。爱尔兰都柏林圣三一大学研究发现, 70~74 岁的人群死亡风险是 65 岁以下人群的 4.7 倍, 85 岁以上的人比 65 岁以下的人死亡风险高约 24 倍。美国纽约市阿尔伯特·爱因斯坦医学院遗传学系教授维吉与同事们研究发现,人类寿命的增长速度正在变得越来越慢。1920 年,85 岁人的存活率提升最快;到 1950 年前后,90 岁人的存活率提升最快;1980 年, 99 岁人的存活率提升最快。但 99 岁之后, 增长速度数值就进入了一个 "平台期", 仅在缓慢小幅提升。也就是说,1980 年之后, 尽管医学技术不断进步, 但 99 岁以上人与疾病和衰老抗争的 "胜算" 还是没有太大改观。研究小组随后又分析了人类死亡率数据库的数据,结果发现:"超级人瑞"(医学上把 110 岁以上的人称为"超级人瑞")最多的国家,也出现了这个"平台期",即稳定在 114.9 岁左右。另外,专门研究 110 岁以上长寿老人的国际研究机构老年医学研究组织的跟踪统计显示:"超级人瑞"们截至目前的死亡年龄峰值约为 115 岁。专家说,让娜·卡尔芒这样长寿的人只是统计学意义上的"异常值",从概率来看,想要比让娜·卡尔芒更长寿的概率极低。据 2022 年 3 月的《益寿文摘》报道,当时全世界 110 岁以上的人只有 85 人。

人均预期寿命

人均预期寿命指的是一个族群中每个人平均能活多久。现实中不是每个人都能活 100～120 岁，随着年龄的增长，中途不断有人死去。2012 年 - 2020 年，65 岁以上的人口占世界总人口的比率是 7.78%～9.32%。2020 年，各国 80 岁以上的人口占总人口比例如下：中国 2%、美国 4%、日本 9%。2020 年，我国人均预期寿命是 77.93 岁。

健康预期寿命

健康预期寿命指的是一个人在完全健康状态下生存（无需护理，可以健康度过日常生活）的平均年数。现实中，人的死亡很难无疾而终，往往是重病缠身，饱受折磨，生活需要护理。带病生存的时间有人长有人短。据报道，2018 年中国人的人均预期寿命是 77 岁，人均健康预期寿命为 68.7 岁。也就是说，很多中国人的生命后期还有 8.3 年的时间是带病生存，或者说生活质量较低。

影响健康长寿的因素

衰老

衰老是指机体随着时间推移对环境的生理和心理适应能力进行性降低、逐渐趋向死亡的现象。

◆从宏观看衰老

衰老的主要外在表现为形态变化和生理功能减退。形态变化表现为组织器官因细胞数量减少而发生萎缩和重量减轻，如 70 岁时，大脑灰质丢失使头颅腔空间变大；80 岁之后，有 30% 的肌肉丢失以及肝脏、肾脏等体积缩小。外观看，人的身高逐渐缩短，皮肤出现皱纹，头发变白、脱落等。

生理功能减退体现在以下方面：神经系统退化，表现为动作迟缓，反应灵活性降低；生殖系统不能生育；呼吸系统器官老化，呼吸功能减退;消化系统老化,食道、胃、肠功能减弱;运动系统老化,肢体活动能力下降;等等。

◆ 从微观看衰老

从微观看,衰老的主要表现为低度慢性炎症状态、自我修复能力减退和端粒变短。炎症是生物组织受到某种刺激,所发生的一系列以防御反应为主的基本病理过程。引起炎症的原因有生物性因素(如细菌、病毒等)、理化因素、组织坏死、免疫反应等。当感染治愈或损伤终止后,炎症消退,炎症因子水平也在一定时间恢复到正常范围。

低度慢性炎症状态是一种伴随衰老过程普遍存在的现象。这种炎症的特点是非特异性、慢性、持续、低度的炎症状态,血清中的几种炎症介质水平增加 2~4 倍,临床症状不明显,使用抗生素治疗无效。

慢性炎症会导致氧化损伤、DNA 损伤、干细胞衰老,从而诱发老年病,如心血管疾病、代谢紊乱疾病、老年痴呆症等。

细胞分裂时接触紫外线、化学物质会引起突变,造成人体基因损伤。随着人的年龄增长,损伤会逐步累积和叠加,如果基因突变发生在关键位点上,就会变成癌症基因。细胞功能异常会表现在很多方面:内分泌腺体分泌激素越来越少,引起皮肤弹性下降和导致情绪变化;老年人因维持褪黑素分泌的功能降低导致睡眠障碍,出现夜间入睡慢或入睡后维持困难;细胞利用营养物质的能力下降,出现糖尿病、高血脂(这类病人并不完全是营养物质摄入过多,同时还有利用障碍);人体产生大量衰老细胞和有害蛋白质,短时间内无法清除(阿尔茨海默病患者的大脑里会沉积很多淀粉样蛋白质和衰老细胞,这些物质不仅"占着地方不干活儿",还会引发慢性炎症反应,进一步加速阿尔茨海默病的发展)。

人是由细胞组成的,所有细胞都有修复 DNA 损伤的能力,损伤与修复贯穿生命始终。

随着年龄的增长,人体自我修复能力逐步下降,80 岁人恢复健康需要的时间是 40 岁人的 3 倍。而人类之所以会衰老正是由于修复能力下降。当修复能力低到极限,人就会死亡。研究证实:"人类从出生起就开始迈向死亡",并且该过程会在 35 ~ 45 岁明显加速,因为这一阶段人体修复能力急剧下降。

端粒是由一小段脱氧核糖核酸(DNA)和蛋白质构成的特殊"帽子"结构,存在于真核细胞线状染色体末端。端粒可以防止DNA 被"磨损"。细胞每分裂一次,染色体上的端粒就被切割一次,分裂得越多,端粒就越来越短,直到它们消失,细胞就无法再进行分裂,然后身体的各项功能就会出现异常,衰老的进程也随之产生。

现代医学发现,负面情绪、不健康的食品(如超加工食品)、吸烟等会加速端粒变短。

🐢 疾病

疾病是机体在一定条件下，受病因损害作用后，因自稳调节紊乱而发生的功能、代谢、形态的异常变化。如果这种自稳调节的紊乱进一步发展，则将导致生命活动无法进行而死亡。

世界卫生组织官网发布的《2019全球健康预测》报道，2000年至2019年数据分析显示，全球十大死亡原因为缺血性心脏病、阿尔茨海默病、糖尿病、中风、慢性阻塞性肺病、下呼吸道感染、新生儿疾病、气管癌支气管癌和肺癌、腹泻、肾脏疾病。其中，缺血性心脏病、阿尔茨海默病、糖尿病、中风、慢性阻塞性肺病、下呼吸道感染、肾脏疾病、气管癌、支气管癌和肺癌是老年人容易得的病，可能与衰老有关。

医学人文作家葛文德认为，衰老是一系列连续不断的功能丧失。一方面，衰老是疾病的温床，会形成也会加速某些疾病进展；另一方面，疾病又可能助推衰老进程。有时疾病会触发"多米诺骨牌"效应（由多器官衰弱演化为多器官衰竭）。另据报道，疾病致命率与老化成正比。人类从20岁开始到80岁，平均每多活8.6年，死亡率就增加一倍。

🐢 不当的饮食与作息等

近些年来，我国慢性病患病率逐渐提高。有的专家认为，出现这种情况，是因为近些年来我国传统饮食习惯受到西方影响，国人吃的粮食、蔬果越来越少，摄入肉类、烹调用油、含糖饮料越来越多。我认为不只是饮食结构有问题，还有其他生活习惯的问题，如：饮食不规律，经常不吃早餐，常吃夜宵；睡眠不规律，白天多睡，晚上熬夜；长时间看手机、电脑、电视；吸烟，大量饮酒；缺乏运动锻炼。除了不好的生活习惯影响健康外，自然环境和社会环境对人体健康也有影响。

为了探索健康长寿的奥秘，从古至今无数智者进行了不断努力，有关健康长寿的方法已如天上繁星之多。但是，很多人还是不知道怎么做才好。例如：生活中对运动量存在两种截然相反的看法，有的人认为运动量应小，采取效龟养生；有的人则认为运动量应大，采取暴走狂奔。在吃的方面，也存在两种截然相反的看法。有的人认为应素食，因而出现素食主义者。素食主义者只吃素菜而不吃荤菜鱼和肉，部分苦行式的素食主义者连蛋、奶、黄油、奶酪也坚决不食。另一些人与素食主义者相反，是肉食主义者。肉食主义者偏爱食肉，不喜素食。还有一些奇葩的方式，如：饿透、倒立、打鸡血、活吞蝌蚪等。

健康长寿不是梦

衰老死亡是生物不可抗拒的自然规律,但是人们可以通过一些方式延缓衰老。专家说,想长寿最好的办法是抓好平时的生活习惯, 这个决定寿命长短, 占 60%的因素。《素问·上古天真论》说:"上古之人,其知道者,法于阴阳,和于术数,食饮有节,起居有常,不妄作劳,故能形与神俱,而尽终其天年,度百岁乃去。"养护好器官,可以减缓大脑衰减、肌肉流失,减缓循环系统、呼吸系统功能衰退。通过健康饮食和适量运动,可增强上下肢肌肉,减缓免疫系统功能衰老。有报道称,手足部肌肉含量多的老者会更长寿。积极的心态,良好的饮食模式、食物、营养素和非营养素可以改善低度炎症,如番茄红素、虾青素可降低 CRP(C 反应蛋白)浓度。此外,耐力训练能保护端粒,让它们逃脱变短的命运;冥想能使人端粒延长。

疾病是自然现象,虽然不能回避,但可以积极预防和治疗。日本大阪大学及北海道大学等机构的科研人员对日本 4 万多人追踪调查了 20 年左右,结果发现:50 岁后只要坚持运动,经常摄入水果和生鲜鱼贝类,保持适当体重,戒烟、限酒和保证充足睡眠,男性平均寿命可达 87.7 岁,女性则为 92.5 岁,分别比日本人均寿命长约 6 年和 5 年。大阪大学专家表示,改善生活习惯是长寿的重要因素之一,即使在 80 岁时开始改善习惯也依然不晚。

古今中外有关健康长寿的方法有很多。通过对其学习和借鉴,我觉得人们应该根据中医的整体观养生;根据中医的固元思想呵护生命力;保持良好的精神状态,以应对来自各方面对心理的压力;适量运动,以增强体质;饮食有节,使气血充足;以食为药,未病先防……以上几个方法比较科学合理,能让人们获得健康长寿。

健康长寿能让你充分享受人生,也让你有机会为家人和社会多做些奉献。没有健康的身体就会饱受疾病的痛苦折磨,使你不但不能为家人和社会做些什么,还会给他们带去不少负担,就经济负担而言就会有一笔不小的开支。所以,你得行动起来,运用本书提供的几个方法,走向健康长寿。

第二章

根据中医整体观
养生

　　早在 2000 年前古人提出了"天人合一""人与日月相应,与天地相参"的观点。中医认为,人与自然界是统一的整体,自然界是人类生命的源泉,人类依靠天地之气和水谷精微而生存,随着四时寒热温凉、生长收藏的规律,以及地理环境的变迁而生活着。因此,环境条件影响着人的健康和寿命。

　　人体是一个以心为主宰,五脏为中心,通过经络联系的有机整体。各组织器官的功能相互协调,互相制约,共同完成人体的生理活动,从而表现出生命活动的整体联系。生命活动的整体性,决定了养生也要有整体观。

优化生存环境

宜人的自然环境

　　自然环境赐予人类维持生命的必需物质，同时为人类提供保持健康的诸多自然条件。如，适时的日照、清洁的空气、宜人的气候、洁净的水源、有益的微量元素和天然有机生物活性物质等自然条件和因素，对控制人体生物节律、保持正常代谢、调节体温，增强免疫功能，促进人体生长发育等具有十分重要的作用。从下面两个调查研究结果可看出，不同地域、气候对人健康和寿命的影响。

◆中国长寿地图揭示长寿秘密

　　2015 年 10 月 21 日，中国科学院专家绘出一幅"长寿地图"。研究发现，中国长寿老人的分布表现出明显的地理聚集性。排名靠前的地区大多集中在南方，其中，海南省排名第一，青海省则在最后。南方排名前十位的地区大多以江河流域分布，主要聚集于长江三角洲、珠江三角洲、东南沿海、川渝和中原等五个地区，且多分布于中、低丘陵，以及冲积、洪积平原地区。这说明长寿与自然环境和气候条件有着密切的关系。第一，气候温和地区的居民长寿。据分析，这些长寿地区年均气温大多温暖，年降雨量充沛，大部分地区河网密布，空气湿度较高，日照充足。这些因素构成了气候宜人、空气清新的特定条件，对延长人们寿命起着促进作用。第二，植被茂密、污染少、空气好的山区居民长寿。长寿老人多集中分布于丘陵地区，那里工业噪声和污染较少，加上植被茂密、空气清新，有益于健康和长寿。第三，水系发达地区的居民长寿。美国疾病控制与预防中心的调查数据表明，很多疾病是由于水分摄入不足引起的。水多的地方，人也容易长寿。第四，空气湿润地区的居民更长寿。研究发现，生活在空气相对湿度为50%～60%的环境中最舒适，不易引发呼吸系统疾病。但长期生活在湿度较低的环境中，尤其空气相对湿度低于40%时，人体鼻腔和肺部黏膜上的纤毛运动减缓，易引发呼吸道疾病。第五，气候寒冷影响寿命。东北和西北地区冬天寒冷漫长，气候变化剧烈，空气干燥，长寿老人相对偏少。气候寒冷，人体的心血管系统对外界的变化很敏感：寒冷会令人体的外围血管收缩，从而使血压上升，增大心脏负荷，人极易发生心肌缺血、心肌梗死。

◆湖北省钟祥市长寿老人多

2015 年,湖北省钟祥市总人口 103 万人,其中 100 岁以上老人 109 人,90 岁以上老人 3321 人,80 岁以上老人 25407 人,最高龄寿星 114 岁。钟祥百岁长寿率为 10.49/10 万,是全国平均水平的 10.3 倍。2008 年湖北省钟祥市被评为"中国长寿之乡",2015 年 5 月又被认证为"世界长寿之乡"。

从 2008 年开始,中国科学院地理科学与资源研究所研究员、博士生导师王五一带领研究团队对钟祥长寿现象进行调查研究。他认为,钟祥市具有独特的地貌和合适的地理位置,形成了宜居的生态环境,加上优良的水质和丰富的微量元素,因此钟祥人健康长寿。2008 年,钟祥市森林覆盖率 38.7%,高出全国平均值 17 个百分点;全市拥有大小河流 23 条,主要湖泊 35 处,中、小型水库 184 座,人均淡水资源是全国平均水平的 20 倍。对钟祥市土壤进行检测后发现,硒、锌等有益元素含量较高,重金属含量低于国家土壤环境质量标准。

污染的环境对健康和寿命有害

污染的环境对人们身体健康和寿命的危害是有目共睹的。由于环境污染对人类的健康危害越来越严重,涉及的范围越来越广,所以我们要注重环境保护,注意个人防护。

◆**空气污染**

空气污染又称大气污染,指由于人类活动或自然过程引起某些物质进入大气中,呈现出足够的浓度,达到足够的时长,并因此危害人类健康或环境的现象。空气污染不仅会导致呼吸系统疾病,还会导致成年人过早死于缺血性心脏病和中风。据报道,空气污染在全球造成的死亡人数比吸烟还多,且目前因空气污染而丧生的人数比过去认为的更多。研究人员估计,空气污染目前在全球造成880万人早逝,而不是先前估计的450万人。他们使用一种新方法来计算空气污染的影响。这种新方法更关注因空气污染导致的心脏病和中风等心血管疾病。研究表明,暴露在车辆和工农业生产排放的细微颗粒中会导致人的心血管疾病。

◆**化学污染**

化学污染是由于化学物质(化学品)进入环境后造成的环境污染。这些化学物质包括有机物和无机物,它们大多是由人类活动或人工制造的产品,也有二次污染物。化学有机污染物包括农药残留、兽药残留、霉菌毒素、食品加工过程中形成的某些致癌、致突变物(如亚硝胺等)及工业污染物,如人们所熟知的二噁英等。这些污染物对人体的危害主要表现在两方面。一是环境荷尔蒙类损害。荷尔蒙就是人们平常所说的激素,由人的内分泌腺或内分泌细胞分泌,在体内作为信使传递信息,对机体生理过程起调节作用。环境荷尔蒙,又称内分泌干扰物质,是由人类生产生活释放到环境中的外源性化学物质。食入含有环境荷尔蒙的食物(肉、蛋、奶、瓜果、蔬菜及其他食品),或接触含有环境荷尔蒙的物品(化妆品、洗浴剂、洗洁剂等),会引发机体内分泌紊乱,导致发育和生殖异常。二是致癌、致畸、致突变化学品损害。研究表明,有140多种化学品对动物有致癌作用,确认对人的致癌物和可疑致癌物有40多种。人类患肿瘤病例的80%～85%与化学致癌物污染有关。此外,致畸、致突变化学品污染就更多了。

◆光污染

光污染是一种新的环境污染,主要包括白亮污染、人工白昼污染和彩光污染。日常生活中,人们常见的光污染多为由镜面建筑反光所致的行人和司机的眩晕感,以及夜晚不合理灯光给人体造成的危害。光污染对人类健康的主要危害是损害眼睛、诱发癌症、产生不良情绪。美国研究发现,夜间灯光较为明亮,会增加罹患甲状腺癌的风险。多项研究表明,夜间照明会增加肥胖等健康风险。《糖尿病学》杂志发表研究指出,夜间人造光暴露与老年人群中糖尿病的发展呈正相关,夜间暴露于人造光的程度越高,糖尿病发病率越高。

《欧洲心脏杂志》刊登中国香港一项前瞻性队列研究发现:夜间户外照明会增加老年人患冠心病风险,过度暴露于光照下可能对肌肉和骨骼造成伤害。人们每天都要暴露于各种来源——计算机、电子游戏和办公室照明等的人工光线下几个小时,有些人 24 小时处在医院和疗养院的照明下。在动物身上进行的最新研究结果显示,过度暴露于光污染下对健康的危害要比先前所知的更严重,会对肌肉和骨骼强度造成伤害。

◆噪声污染

噪声污染是指所产生的环境噪声超过国家规定排放标准、危害人体健康的一种能量污染,如机械的轰鸣声,各种交通工具的马达声、鸣笛声,人的嘈杂声,以及各种突发响声等。随着工业生产、交通运输、城市建筑的发展,以及人口密度的增加,家庭设施(音响、空调、电视机等)的增多,环境噪声日益严重,已成为污染人类社会环境的一大公认危害。噪声不仅影响人的听力,而且还对人的心血管系统、神经系统、内分泌系统产生不利影响,所以人们称噪声为"致人死命的慢性毒药"。德国美因茨大学医学中心的研究人员发表在《美国实验生物学联合会会志》的一篇论文显示:高分贝噪声可能导致高血压和脱氧核糖核酸(DNA)受损,后者与患上癌症有关联。超过 50 分贝的交通噪声可使人体血压上升,增加心衰风险;噪声每增加 10 分贝,心脏病和脑卒中发作风险会不断递增。

顺应时间节律

　　地球在不停地自转,同时围绕着太阳公转。自转使地球有了白天与黑夜交替,公转使地球四季交替。自转时,地球面对着太阳的那一面就是白天,背着太阳的那一面就是黑夜。公转时,地球表面得到太阳热量最多的时候就出现夏季;反之,当得到太阳热量最少的时候就出现冬季。自然界的白昼与黑夜,温度高与低的周期变化影响人体阴阳、气血运行和脏腑的功能,人体相应形成生理活动的时间节律。如:白天阳气运行于身体外部,夜晚则守于身体内部;春生夏长秋收冬藏。

　　张登本教授主编的《中医学基础》说,人体的阳气在白昼运行于体表,有利于脏腑机能活动,夜晚则阳气内敛,便于人体睡眠休息。《素问·四气调神大论》说:"春三月,此谓发陈,天地俱生,万物以荣……夏三月,此谓蕃秀,天地气交,万物华实……秋三月,此谓容平,天气以急,地气以明……冬三月,此谓闭藏,水冰地坼……夫四时阴阳者,万物之根本,所以圣人春夏养阳,秋冬养阴,以从其根,故与万物沉浮于生长之门。"

白昼阳气运行于外,机体就像一台加速运转的机器,体温上升、头脑清醒、骨骼肌兴奋、心肺功能加强。这一生理状态不仅为了防病(防御外邪入侵),还为了寻找食物获取能量和逃避伤害。夜晚,阳气内敛退守于内,机体就像高速运转的机器恢复到"怠速"状态,体温下降、大脑处于抑制状态、骨骼肌停止活动、心肺功能恢复平静。这一生理状态有利于人体将白天获取的能量储备好、产生的垃圾清理干净,为第二天的生理活动作准备。

"日出而作,日入而息"出自先秦佚名的《击壤歌》,描绘的是上古时期的太平盛世,人们在太阳出来的时候忙碌,太阳落下的时候回家休息。这种作息时间的安排符合人体生理节律,既利于身体健康,又利于工作效率。虽然经历了这么漫长的历史,但人们仍然采用"日出而作,日入而息"的作息时间,足以见其"含金量"。

白天活动(运动)以养阳

适量运动可以增强体质,长期不运动的人各种生理机能都会减退,还会疾病缠身。中医十分重视运动,认为运动能使"阳气"增强,也就是说"动则生阳"。阳气是人体物质代谢和生理功能的原动力,是人体生殖、生长、发育和衰老的决定因素。

一天分为白天与黑夜两个时间段。到底是白天活动好,还是夜间活动好呢? 人类是昼行性动物,生理节律更适应白天出来活动,晚上休息。白天一片光明,原始人能看清猎物和野果,便于狩猎和采摘,也能看清天敌而便于逃避。夜间一团漆黑,原始人看不清猎物和野果,只好回到洞穴中休息。

生物钟即生物节律,是生物体生命活动内在的节律变化。生物钟是在长期进化和遗传的基础上形成的。现代人与原始人一样是昼行性动物。人的生理特点是白天脉搏快、体温高、大脑清醒,夜里脉搏慢、体温低、大脑受到抑制。人类发明了电灯之后,这种生理节律仍然没有彻底改变。美国芝加哥大学教授纳塔涅尔·柯莱特曼做过一个洞穴实验。他在肯塔基州找到一个猛玛洞穴,这里不见阳光,完全隔绝日出日落带来的生物钟扰动。一个月来,他的体温升降还是遵循着 24 小时作息规律。

2000 多年前,我们的祖先就知道人体存在生物节律。就一日而言,有阳气运行于身体外部和退守身体内部的生理节律。太阳从东方升出来,阳气就开始从身体内部走向身体外部巡行;太阳从西方落下去,阳气便开始从身体外部退守到身体内部,周而复始。《黄帝内经·素问》说:"故阳气者,一日而主外,平旦人气生,日中而阳气隆,日西而阳气已虚,气门乃闭。"先贤还教导我们,日常活动要顺应时间节律:是故暮而收拒,无扰筋骨,无见雾露,反此三时,形乃困薄。也就是说,夜间阳气已退守身体内部，就不能进行扰动筋骨的剧烈肌肉活动，应该休息了。活动应安排在白天进行，否则身体就会被邪气困顿，脏腑功能逐渐虚弱。研究显示，长期上夜班的人易感冒、肥胖、抑郁，易患心血管病、糖尿病、癌症。

随着社会发展，人们的活动分为脑力活动和体力活动（肌肉活动）。中医所说"动则生阳"的"动"，是指活动大脑，还是活动肌肉？由于"动"能使阳气增强，所以我们可以从"阳气"的表现来判断。人民卫生出版社于1979年出版的《生理学》提到："在睡眠时和在精神活动活跃状态下，脑组织中的葡萄糖的代谢率几乎没有差异。当人在平静地思考问题时，产热量增加一般不超过4%。"肌肉活动对能量代谢的影响十分显著。机体任何轻微的运动即可提高代谢率，当机体持续进行运动或劳动时的耗氧量可达安静时的10~20倍，机体的产热量也随之增高。因肌肉活动比脑力活动为机体提供的热量明显，所以"动则生阳"的"动"主要是指肌肉活动。适量的肌肉活动（包括体育运动）能增强人体"阳气"，预防疾病，延年益寿。脑力劳动者应拿出一定时间在白天进行适量的肌肉活动（体育运动），千万不能"久坐""久卧"。有大量事实证明，"久坐""久卧"有碍身体健康。

英国剑桥大学的科学家邀请1.6万名志愿者参与调查研究。通过历时13年的调查发现，40～79岁的人群中，白天睡觉寿命缩短的概率较大，白天睡眠时间越长，其寿命缩短的概率就越大。

西安交通大学第二附属医院研究人员分析了 4765 名平均年龄为 63.36 岁的人，随访 11 年，结果发现，与早晨 6 时前起床的人相比，8 时后才起床的人出现慢性心衰的风险增加53%。

夜间休息（睡眠）以养阴

一天中人体存在阳气运行于体表与内敛退守于内的节律。太阳从东方升起，阳气运达体表，体温渐渐上升，人也就渐渐自然醒了；傍晚太阳从西方落下，阳气渐渐内敛，体温渐渐下降，人便渐渐入睡了。影响人清醒与睡眠的原因有很多。科学家通过研究发现，睡眠与体温有关系。国外的古来托曼博士做过一项叫"洞窟实验"的实验。受试者有 6 人，让他们生活在洞窟中，洞中恒温、恒湿，空气新鲜，消除一切干扰，断绝一切外界信息。其中 1 名受试者体温在 22：30 正在下降，安排其就寝，结果很快就能入睡。有 4 个人，生活规律与体内节律不一致，22：30 时体温仍很高，安排在这个时间睡眠，结果很难入睡。有一名受试者到凌晨 1 时体温仍很高，此人 1：30 分以前很难入睡。

《灵枢·口问》指出："（夜半）阳气尽阴气盛，则目瞑；（白昼）阴气尽阳气盛，则寤矣。"也就是说，入夜之后，阳气已尽，阴气盛，所以能够安静地睡眠；到第二天早上，阴气将尽，而阳气渐盛，人就清醒了。《灵枢·大惑论》指出，卫气不得入于阴，常留于阳。留于阳则阳气满，阳气满则阳盛，不得入于阴，则阴气虚，故目不瞑矣。这说明阳气太盛不能内敛退守于内,就会睡不好觉。

从前面我们可以看出,早上醒来,表明阳气已开始运行于体表;夜间睡去,表明阳气已内敛退守于内。阳气内敛退守于内的生理意义是什么？我认为,睡眠的意义就是阳气内敛退守于内的生理意义。

睡眠对人体有什么意义

清代李渔《笠翁文集》有云:"养生之诀,当以睡眠居先。睡能还精养气、健脾益胃、壮骨强筋。"美国有两位学者,对 7000 人进行了长达五年半的研究,认为有很多原因可影响人的寿命,其中很重要的一项就是睡眠。

以色列的一项新研究发现,动物需要在睡眠时完成神经元DNA(脱氧核糖核酸)修复。睡眠能增加染色体活性,使神经元DNA 损伤得到修复。动物清醒状态下,这种 DNA 修复过程不够有效,只有在睡眠期间、大脑信息刺激减少的状态下才能有效发生。

1975 年,美国神经科学家伯格提出睡眠是为了降低基础代谢率,使获得的能量得以保存,并且恢复白天丢失的能量。还有人提出了睡眠的功能论。这一派学说认为,睡眠是为了实现某种功能,比如"记忆巩固"。不少睡眠相关实验显示,睡眠会影响长期记忆的巩固。睡眠对记忆具有保护和巩固的作用,良好的睡眠对于第二天的再学习有着重要作用。

此外，关于人类为什么要睡觉，有恢复与修整功能论、身体免疫论等推测。上述理论分别从代谢、免疫等角度来阐述睡眠的功能。恢复和修整功能论认为睡眠使得工作了一天的大脑和身体得到休息、修整和恢复；而身体免疫论发现，睡眠可以提高血液中T淋巴细胞和B淋巴细胞的水平，激活免疫系统，提高免疫和再生免疫功能等。

美国科学家通过一系列在老鼠身上完成的实验，重新诠释了"睡眠"的意义：睡眠对于人体就像是一次"洗车"服务，有助于人体自动清除脑细胞自然活动产生的分子碎屑及各种有毒蛋白质。研究者指出，在睡眠过程中，脑脊髓液会被压入大脑，然后像洗碗机一样，将残余在脑中的部分有毒物质冲走，进入一个"类淋巴系统"，最终汇入肝脏分解，并排出体外。而那些有毒蛋白质如果在大脑内长期积累，就会导致人痴呆，即阿尔茨海默病。这一发现有可能解释睡眠为何对于所有生物体如此重要。另据报道，在我们深度睡眠的时候，大脑神经胶质细胞的体积可缩小60%，这就是为了给大脑内的液体留出空间，使液体循环加快，以清除衰老物质，完成自我修复。

美国耶鲁大学医学院的心脏病学家发现，每晚睡眠时间在7~8小时（而不是更少或更多）的人，患心脏病或中风的风险明显降低。

英国萨里大学发表在《美国国家科学院院刊》的文章表明，每晚睡眠时间不足 6 小时,持续 1 周,人体就会有 711 种基因功能发生改变,其中涉及新陈代谢、炎症、免疫力和抗压力等功能。睡眠不充足还会扰乱生物钟,让人一天内的精神状况不稳定。缺乏睡眠最明显的影响就是使人情绪不稳定、注意力不集中,导致许多重大意外事故发生。当睡眠债积累到一定程度后,就会对身体造成严重伤害,如皮肤干燥、晦暗无光,听力减退、耳聋耳鸣,食欲缺乏、肥胖,胃黏膜糜烂溃疡,心脏病、感冒等疾病的患病概率升高。美国抗癌协会调查显示,每晚平均睡 4 小时以下的人 80% 是短寿者。

快速眼动睡眠是一种深度睡眠,此时大脑处于非常活跃、容易做梦的阶段。婴儿的睡眠时间里有 50% 是深度睡眠,成人接近 20%。美国斯坦福大学近日的一项研究发现,深度睡眠时间较长的人,寿命也更长。深度睡眠在睡眠总时长中的占比每减少 5%,中老年人的早亡率增加 13%~17%。

怎样才能助阳气内敛退守于内?主要还是应该顺应时间节律“日入而息”。中医认为“静则生阴”。入夜之后,应平静下来(控制夜间活动、精神放松、不吃夜宵),降低能量代谢,让体温按时下降。肌肉活动对于能量代谢的影响十分显著:精神状态处于紧张状态如烦恼、恐惧或情绪激动时,能量代谢率可显著增高;人在进食后的一段时间内,会出现能量代谢率增高的现象。

褪黑激素由松果体分泌,对人有镇静、催眠作用。褪黑激素的分泌具有昼低夜高的波动特点，夜间9时开始分泌增加，凌晨2时达到高峰。影响褪黑激素分泌的环境因素是光照。在黑暗环境中，视交叉上核发出的冲动到达颈上交感神经节，节后纤维释放去甲肾上腺素作用 β_1 受体，激活褪黑激素合成酶系，使褪黑激素合成与分泌增加。随着外界光线变亮，光照视网膜及视神经传导入视交叉上核，有效抑制褪黑激素分泌。因此，入夜以后，为了让褪黑激素正常分泌，阳气按时内敛，我们应顺应时间节律，尽早关灯睡觉，不要熬夜看电视、刷手机、玩电脑。

发布在欧洲《心脏杂志》的一篇针对8.8万名英国成年人的研究论文表明，最理想的入睡时间，是每天晚上的10时~11时。在这个时间之前或之后入睡的人更容易罹患心脏病：晚上10时之前入睡，患病率增加24%；晚上11时至午夜入睡，患病率增加12%；午夜过后入睡，患病率增加25%。

我们根深蒂固的昼夜节律是由黑暗和日光决定的。黑暗会触发大脑分泌有助睡眠的褪黑素，而日光则会抑制褪黑素分泌。在夜间，屏幕及其他人工照明会扰乱生物钟，白天缺乏明亮的室外光线也会造成这种情况。英国埃克塞特大学研究员大卫·普兰斯博士说："最危险的入睡时间是在午夜后，这可能是因为午夜后入睡会减少看到晨光的可能性，而晨光则会让生物钟重置。"有睡眠专家建议，每天越早接受日光越好，从而尽早抑制褪黑素的分泌，调整好生物钟。

　　总之，人是昼行性动物，所以作息时间应跟着太阳走。早上，太阳从东方升起，我们就起床，最晚不要超过早上 8 时，然后从事各种活动(包括进餐、工作、锻炼、娱乐)。脑力劳动者，要在白天进行体育运动。晚上，太阳从西方落下，我们就回家安安静静休息。晚上 8 时之后，不能剧烈活动和进餐，环境光线也不能太亮，晚上10 时～11 时上床睡觉。生物节律紊乱的人，应在每天太阳刚刚升起的时候，起床接受日光，让生物钟重置。

晒好太阳喝足水

晒好太阳

◆为什么晒太阳

中医认为,晒太阳有三补:一补骨头,二补阳气,三补正气。上午晒身体前面以活血化瘀,傍晚晒背部以调理五脏气血。

美国俄亥俄大学的一项研究显示,多晒太阳有助于改善高血压、糖尿病、动脉粥样硬化等造成的心血管系统损伤。另据报道,晒太阳可能通过抑制体内肾素血管紧张素系统的活性来调节血压,防止其过高或过低。

褪黑激素影响人体的生物钟和睡眠节律,使人精神不振、嗜睡、思维迟钝。经常沐浴阳光,能抑制大脑中松果体释放褪黑激素,因此,抑郁症患者冬季应尽可能多到户外晒太阳。

有报道称,每天晒30分钟太阳可提高记忆力。中国科学技术大学的一项研究表明,适度接受紫外线照射,可以提高学习和记忆力。

《英国医学杂志》的一篇研究论文显示,补充维生素 D 可使患自身免疫性疾病的风险下降 22%。也就是说,保证维生素 D 摄入充足,有利于提升免疫力。这项针对 14 万人、历时 20 年的研究发现,血浆中维生素 D 水平与患癌风险呈负相关,其中关系最密切的是肝癌。摄入充足的维生素 D,可使患肝癌的风险降低 55%。维生素 D 还可以调节血压,改善心脏功能,降低心脏病、脑卒中发生风险。摄入充足的维生素 D,可使心血管病患者早逝风险降低 30%。

另据报道,维生素 D 能调节胎盘的发育和功能。孕妇维持较好的维生素 D 水平,可预防流产、先兆子痫和早产等妊娠并发症的发生。宫内及婴幼儿获得足够的维生素 D,可降低 I 型糖尿病、哮喘与精神分裂症的发生率。

还有报道称,维生素 D 可激活长寿基因,具有延长寿命的作用。2022 年 10 月 25 日发表于美国《内科学年鉴》杂志的相关研究表明,维生素 D 缺乏越严重,死亡风险就越高。

维生素 D 是一种脂溶性维生素,与阳光有密切关系,所以又叫"阳光维生素"。目前,已知的维生素 D 至少有 10 种。维生素 D_3(胆钙化醇)是维生素 D 的一种,被证明是维生素 D 在体内的真正活性形式。它主要是由人体自身合成,人体的皮肤含有一种胆固醇,经阳光照射后就变成了维生素 D_3。

◆怎么晒太阳

晒太阳虽好，但也要注意避开正中午等强紫外线照射时期。一般早上 10 时前（红外线比较强，紫外线比较弱，对人体伤害小）、下午 4 时后（太阳紫外线中，A 光束成分比较多，可以让人体大量储备维生素 D）最佳。晒太阳时长：春秋时每天 20～30 分钟；夏季每天 5～10 分钟；冬季每天 30～60 分钟。每周 3～4 次。晒太阳时，要裸露前臂、双手、小腿等部位。

喝足水

◆水对人的重要性

水是人体必需的营养之一，对人体代谢的作用比食物还重要。人体离不开水，一旦失去体内水分的 10%，生理功能就会发生严重紊乱；失去体内水分的 20%，人很快就会死亡。

人到老年，对失水的口渴反应往往变得迟钝，容易导致长期饮水不足，造成慢性脱水。老年人体内缺水主要有以下危害：使血黏度升高，血小板凝聚能力变强，容易导致血栓；引起血容量减少，排血量降低，造成心肌缺血、心律失常、心肌梗死；尿液和胆汁均减少或浓缩，沉积物不能及时排出，从而形成泌尿系统结石和胆结石；眼内液体发生生化改变，引起眼晶状体混浊，视力下降，形成白内障；营养不能及时供应，皮肤功能减退，汗腺分泌减少，体内代谢物不能及时排出,有害物质在体内蓄积,使人体出现慢性中毒,损害各种器官和组织。

美国一项研究收集了 11255 名成年人 30 年间的健康数据,分析结果显示:与饮水不足的人相比,饮水充足的成年人可能更健康,患慢性病风险降低,寿命更长。

◆怎么喝水

建议每人一天饮水量在 1200 ~ 2000 毫升。未渴先饮,少量多次,不要暴饮。一次饮水量越大,人体对水的吸收利用率就越低。建议分别在起床后、上午、下午及睡前 2 ~ 3 小时喝水,最适宜的水温是 10 ~ 30℃。

◆喝什么水

从营养学的角度来说,把符合饮用水卫生标准的自来水烧开后的白开水,是最符合人体需要的"天然饮料"。它既保留了对人体有益的营养物质和微量元素,又能降低水中一部分硬度。科学家认为,白开水中富含营养物质,能够增强脏器中乳酸脱氢酶的活性,降低沉积于肌肉中的乳酸,起到消除疲劳的作用。而且白开水对人体的新陈代谢具有十分理想的生理活性,它容易透过细胞膜,被机体吸收利用,从而提高肝脏酶的活性,增强机体免疫力。

硬水是指含有较多可溶性钙、镁化合物的水,如井水、泉水、自来水、矿泉水等。我国测定饮水硬度是将水中溶解的钙、镁换算成碳酸钙，以每升水中碳酸钙含量为计量单位：150～450毫克／升时为硬水，450～714毫克／升时为高硬水，高于714毫克／升时为特硬水。软水则是指水中不含可溶性钙、镁化合物，或者碳酸钙含量低于150毫克／升的水，雨水、雪水、纯净水、蒸馏水等都属此类。研究发现，世界上很多长寿老人喝的水都是硬水。如我国广西拥有很多的长寿之乡，它们均分布在硬水地区，那里的人世代都在喝这种水。专家建议：人们应消除喝水误区，并非越软的水越好，常喝碳酸钙含量在150～450毫克／升硬水的人，不仅不会得结石，相对于软水，其肾酸负荷指数较高，这对健康反而是有利的。

烧开水时，在水快开或刚开的情况下，把壶盖打开，让它再烧一段时间，这样就可以使一些氯的副产品和一些有害物质蒸发掉。为避免水龙头对自来水的二次污染，早晨最好把水管里的水放一段后才烧水喝。建议用玻璃杯或耐热塑料杯喝水。用陶瓷杯时，最好选本色的，尤其是内胆不能有印花。用不锈钢杯子盛水的时间也不能太长。

专家认为，喝茶不能代替喝水，不管喝多少茶水，都要保证每天喝300毫升以上的白开水补充水分。

经常喝饮料不仅可能引起"三高"，还会有以下危害：影响儿童发育；影响骨骼健康；增加II型糖尿病的发病率；导致肥胖；增加痛风的发病率。

按摩养生"按钮"，调节脏腑功能

体表有养生"按钮"

中医认为，人体隐藏着许多养生"按钮"，只要经常按摩，便能达到延年益寿的目的。在英国和美国，打屁股成了一种有益于健康和保持青春的健身活动。英国有厂家还专门生产一种拍打屁股的拍击器，并教人怎样打屁股，据说生意还挺不错。

有报道称，摸耳可以防病保健治顽症，改善免疫力。土耳其锡瓦斯大学在《人类高血压》杂志上发表的研究论文表明：常做足部和背部按摩，可有效降低血压，改善睡眠质量。

在先秦名医扁鹊生活的时代，已用按摩疗法来治病。在马王堆汉墓出土的导引图中，也发现了捶背、抚胸、搓腰、揉膝等典型的按摩动作。唐代孙思邈在《备急千金要方·养性》中记录了两种流行的按摩术：一是域外传来的天竺国按摩法，一是本土发明的老子按摩法。这两种按摩法均是自我按摩。天竺国按摩法只有十八势，对老人保健有效："据此，三遍者，一月后百病除，行及奔马，补益延年，能食，眼明轻健，不复疲乏"。

　　人体表到底隐藏着什么奥妙，只要按摩就能达到梦想般效果？人体表有七百多个穴位，头、手、足等均有投射区，它们借助经络像一串串珠子一样连接在一起，一头在体表，一头连接相应的脏腑器官。每条经络的排列也很规则。当脏腑器官出现问题时，可通过相应的经络反映到某些特殊部位，如出现酸、麻、胀、痛、痒等异常感觉。通过这些特殊部位的反应，可以诊断哪个脏腑器官出了问题。施术于（针、灸、按摩）这些特殊部位，便能调整相应脏腑器官的功能，起到防病治病、健康长寿的效果。人体表的特殊部位就是穴位和投射区，它既是疾病反映于体表的部分，还是针、灸、按摩等疗法的施术部位，也是养生保健的施术部位。

　　通过这些特殊部位的异常反应，不需要用高尖端仪器检查，就能找到疾病原因所在。通过对特殊部位施术，不用上医院打针吃药就能治愈疾病。通过对这些特殊部位经常自我按摩，不花一分钱就能实现强身保健。掌握这一技能不需要高等学历，普通民众都能办到。这个神奇的方法不是梦幻，是现实。它经历了漫长的历史检验，就有记录以来，也有2000多年（战国到汉代之间汇集成书的《黄帝内经》有记载）。

介绍五个部位按摩

◆梳头

头为诸阳之会,人体的所有阳经都上通头部。头部有很多穴位和反射区,它们通过经络与相应的脏腑器官联系。对头部穴位和反射区施术,能调节脏腑器官功能。经常对这些特殊部位进行按摩刺激,能起到养生保健的作用。

明代《摄生要录》说:"发多梳,去风明目,不死之道也。"《焦氏类林》说:"梳头一千二百次,以赞阳气,经岁五脏流通。"现代医学研究表明,梳头时梳齿与头发频繁接触摩擦,头皮末梢神经受到刺激后可产生电感应,使头部神经得到舒展和松弛。这有利于调节中枢神经,加速血液循环,改善和增强对头皮及脑细胞的血氧供应,消除大脑疲劳,增强脑功能,使人思维敏捷、记忆力增强,从而延缓大脑衰老。

梳头的方法:双手十指张开,微屈指尖竖起,掌心向后,用十个手指从前发际一直向后发际梳理。梳头要注意如下事项:梳理到头部的各个部位;梳头时用中等力度和速度进行;梳完后,再用十指指肚按摩头皮;可用牛角或桃木梳子梳头,动作尽量缓慢柔和,梳子要圆滑干净;每梳100次为1回,早晨2~5回,下午或傍晚再梳1回,以头皮有热、胀、麻感为佳。

◆捏耳

《黄帝内经》说:"耳者,宗脉之所聚之地。"耳朵上有很多穴位和反射区,它们通过经络与相应的脏腑器官联系。耳朵上特殊部位的分布,好像倒着蜷缩在母腹子宫中的胎儿。当某个脏腑器官有病变时,会反映到相应的特殊部位,通过对该部位的施术(按压或针刺)就能治疗有关疾病。经常按摩耳朵,刺激穴位和反射区,能调节脏腑器官功能,起到养生保健的作用。按摩耳朵有如下方法。

提拉耳尖:用双手大拇指、食指捏耳上部,先揉捏,再往上提,每回 20 次左右。

上下按摩耳郭,并向外拉:以双手大拇指、食指沿耳轮上下来回按压、揉捏耳轮,再向外拉 20 次左右。

下拉耳垂:以双手大拇指、食指先将耳垂揉捏、搓热,再向下拉耳垂 20 次左右。

按压耳窝:以双手食指先按压外耳道开口边的凹陷处 20 次左右,再按压上边凹陷处 20 次左右。

搓擦耳根:用两手中指指面分别搓擦耳根的前部和后部,各 20 次左右。

◆摩腹

摩腹养生已有数千年历史,据说早在南北朝时期的《易筋经》

中就有摩腹三法。唐代药王孙思邈也以"食后行百步，常以手摩腹"作为养生方法之一。南宋著名诗人陆游写下了名句："解衣摩腹西窗下，莫怪人嘲作饭囊""解衣许我闲摩腹，又作幽窗梦一回"。

清代医家张振鉴在《厘正按摩要术》，将腹喻为"五脏六腑之宫城，阴阳气血之发源"。另一位医家陈飞霞在阐述腹部与长寿的关系时说："腹者，水谷之海，水谷盈也，主寿。"《千金要方》亦说："食毕当散步，数里来回行，摩腹数百遍，可以无百病。"

中医认为，按摩腹部能通和上下，分理阴阳，去旧生新，充实五脏，驱外感之诸邪，消内生之百症。现代医学认为，按摩腹部能使胃肠及腹部的肌肉强健，促进血液和淋巴液的循环，促进胃肠的蠕动和消化液的分泌，使摄入的食物能充分地被消化和吸收，有益健康。另外，有关专家通过临床研究发现，经常按摩腹部可以使脑电阻图波幅升高，缩短血液流入时间，从而增加脑动脉的搏动性血流量，同时改善微循环功能障碍。

腹部按摩宜选择在晚上临睡前或早晨起床前进行。按摩前，需排空小便，取仰卧位，双膝屈曲，全身放松，然后将右手按压在肚脐旁，左手叠放在右手上。先按顺时针方向绕脐按摩30圈，再沿逆时针方向按摩30圈，如此反复进行10分钟左右。按摩时，要用力适度、精力集中、呼吸自然，且要循序渐进、持之以恒。

◆拍手揉指

手掌、手背、手指上的穴位和反射区密密麻麻,它们借助经络有条不紊地与相应的脏腑器官联系。施术于手部的穴位和反射区,可调节脏腑器官功能,推动全身气血运行。经常拍拍手、揉揉手指,可起到防病保健的作用。

拍手。有专家说,经常做拍手活动,可以震动刺激手部的穴位,激发手之三阴经、三阳经的气机,使其连接着的五脏六腑气血循环得到改善。早上,太阳刚刚升起,天地间的阳气慢慢升发,人体阳气的升发也与之相应,此时拍手锻炼能够有效促进机体的阳气升发。拍手的方法是:两手手心相对而拍,两手手背相对而拍,也可以掌心与掌背对拍。每次锻炼达到手掌和身体微微发热出汗即可渐渐停止,不宜有劳累感。力度以自己的双手能承受为度,但也不宜太轻,否则起不到刺激手部穴位和反射区的作用。

揉指。有专家说,经常揉搓手指甲,可促进血液循环,增强机体免疫力,增进身体健康。揉搓方法是:用一手的大拇指和食指抓住另一手指甲的两侧,然后开始揉搓,每处约揉搓20秒钟。揉搓时,要注意力度。力道不够时,很难收到效果。所以,最好用力揉搓,觉得有点疼痛就表明有效。

◆脚踏石

脚板虽然距离脏腑器官最远,但穴位和反射区很多,且借经络与脏腑器官保持密切联系。生物全息理论认为,脚是人体的一个缩影,头、手、四肢、躯干、眼、耳、口、鼻、咽喉、气管、心、肝、肺、脾、肾、大小肠、膀胱等,在足底均可找到反应(投射)点。足底共有60多处反射区,基本包含了人的整体。经常施术于脚板上的穴位和反射区,可调节脏腑器官功能。经常脚板踏卵石,可刺激脚板上的穴位和反射区,起到防病保健的作用。踏石健身的方法简单易行,近代还传到了东南亚,受到养生健身者喜爱。老年人走卵石路健身的时间早晚各15分钟左右为宜。另外,踏石健身只适合在天气较暖和的季节。若天冷时,在室内走健康步道锻炼,也能达到同样的效果。

根据木桶原理，养护重要器官

人是由多个组织器官构成的有机体，生命活动的正常运行依赖于每个组织器官的功能都正常，缺一不可。就像木桶盛水，必依赖于每块木板都是好的。由于每个人先天禀赋和后天际遇不同，往往某些组织器官先出现问题。如受家族遗传影响出现高血压、糖尿病，受平时不健康饮食习惯影响出现肝病、肾病等。木桶原理告诉我们，木桶盛水量的多少取决于构成木桶最短木板的长度，而不取决于构成木桶的其他长木板。人的生命质量乃至生命的长短也和木桶原理一样，取决于功能最差的那个组织器官，或受制于心血管，或肺功能，或肝功能，或肾功能，或肌肉丢失等。因此，必须补短板，侧重养护好某些组织器官。

健脑

　　大脑是人体最为重要的器官。中医认为,脑由先天之精化生,脑髓所生之神即为元神,元神藏于脑中,为生命之主宰。元神存则生命在,元神败则生命逝。得神则生,失神则死。大脑是精神、意识、思维活动的枢纽。随着年纪的增长,大脑逐渐衰老。

　　人的大脑最早在 30 岁时就可能衰老,大部分人的大脑在 40 岁后机能开始下降,60 岁后衰老就进入了加速期。大脑逐步退化也就是脑逐步萎缩。据报道,30 岁的时候,大脑是一个 1400 克的器官,颅骨刚好容纳得下;到 70 岁的时候,大脑灰质丢失使头颅空出了差不多 2.5 厘米的空间。所以,老年人在头部受到撞击后,容易发生颅内出血——实际上,大脑在他们颅内晃动。

　　大脑老化最先萎缩的部分一般是额叶(掌管判断和计划)和海马体(组织记忆的场所)。于是,记忆力和收集、衡量各种想法(即多项任务处理)的能力在中年时期达到顶峰,然后逐渐下降。到了 85 岁,工作记忆力和判断力受到严重损伤,40%的人都患有老年失智症(痴呆)。一项发表在《美国医学会杂志》上的研究论文表明,大脑皮层较厚的人认知、理解、记忆等能力也较强,大脑也更"年轻态"。也就是说,大脑皮层越厚衰老越慢。专家说:"人老脑先老,防老先健脑。"只要大脑年轻,就能更好地延缓衰老,延年益寿。下面介绍健脑方法。

◆饮食

注意多摄入以下食物：豆类及豆制品，如黄豆、绿豆、豆芽菜等；水果，如苹果、葡萄、龙眼、荔枝和香蕉等；坚果类，如花生、杏仁、栗子、莲子等；菌类，如香菇、银耳、黑木耳等；蔬菜，如胡萝卜、西蓝花、菠菜和甘蓝等叶菜；增强记忆力的食物，富含 ω-3 的食品对大脑最有益，它的主要来源是野生深海鱼类，如鲽鱼、鲭鱼、鲱鱼、金枪鱼、鲑鱼、鳟鱼等。此外，鳕鱼肝脏、核桃、亚麻油、豆角、芝麻、亚麻籽中也含有这类不饱和脂肪酸。它能有效预防抑郁、增强记忆力、降低中风概率。尽量做到每周进食两三次海鱼，每天吃一把核桃仁，往沙拉中添一两匙亚麻油、芝麻或亚麻籽。

◆睡眠

科学研究证实，我们所学的新知识和新技能是在睡眠中得以巩固的。所以，晚上的好眠与日间的打盹都非常管用。若想预防衰老，最重要的莫过于晚上睡个好觉。这与人体的生物钟相契合。

◆活动

勤用脑：每天坚持读书、看报或写日记，或打牌、下棋等适度用脑的活动，使脑皮层保持适度兴奋，以延缓大脑衰老。专家认为，勤用脑会使脑血管常处于扩张状态，使脑组织有足够血液、营养供给，从而为延缓大脑衰老提供物质基础。适量运动：适量运动也可以促进血液和氧气更快地供应大脑,延缓大脑衰老,如健步走、跑步、游泳、球类运动等。

德国一项研究显示,老年人如果平常有类似园艺之类的温和运动,随着年龄的增长,他们将会比不运动的同龄人减少一半患认知功能障碍的概率。另一项实验也证明,一周散步几次的退休人员在注意力、记忆力测试中有相当好的成绩。发表在英国《生理学杂志》的一项研究表明,短时间但剧烈的单车运动会增加一种特殊蛋白的产生,它对大脑形成、学习和记忆至关重要,可保护大脑避免与年龄相关的认知能力下降。

◆其他方面

学外语、跳舞、绘画、轮滑,倒着走,多交往,按耳轮、叩齿,细嚼慢咽,做套舌头操等。

心血管保健

19世纪法国名医卡萨尼斯说过一句话:"人与动脉同寿。"也有人形象地把血管比作"生命的蜡烛",这些都说明了寿命与血管健康的密切关系。血管是血液输送氧分和营养物质到全身的通道,也是排出新陈代谢产生的垃圾、残留物和二氧化碳的渠道。即使我们在熟睡中,血液也会像时针一样不停地在身体各个地方流动。这个过程,从我们出生到死亡,从未停止。如果血液不流动,生命就会有危险。所以，血管就是我们人体的命脉。世界卫生组织公布的数据显示每年有 1790 万人死于心血管疾病。心血管疾病包括心力衰竭、冠心病、心律失常、高血压等。由于大多心血管疾病与"三高"、肥胖以及生活方式密切相关，被认为是可预防可管理的。心血管保健应注意以下几个方面。

◆ 合理膳食

饮食低盐。食盐中的钠离子会使体内的循环血容量增加，引起高血压，进而加重心脏负担。一项科学研究报告显示，2017 年因为不良饮食死亡的 1100 万人中，因高钠摄入量死亡的有 300 万人。低盐饮食不仅仅是炒菜时少放盐，还要注意少吃咸菜、熏肉、酱等含盐量较高的食物。

饮食低脂。高脂肪饮食可升高血液黏稠度，提高血脂水平，促进脂质物质在血管壁沉积，加快斑块形成，斑块脱落后，可生成血栓，血栓跟随血液循环流动，造成血管腔狭窄或堵塞，使得相应器官缺血缺氧，从而引发心脑血管意外或肢体坏死，以至出现猝死。据美国心脏协会出版的科学期刊《循环》报道，高脂饮食还会对红细胞产生不良影响力，促使心血管病的发生。因此，我们要控制高脂饮食。肉类尽量多选白肉，如鱼肉和去皮禽肉，少吃红肉（牛、羊、猪肉）和加工肉制品。少吃动物内脏、蟹黄等。烹调方式宜选择清蒸、凉拌或水煮、氽等，尽量不吃油炸、油煎食物。

摄入富含不饱和脂肪酸的食物。流行病学研究及动物实验和人群干预实验研究表明,饱和脂肪酸可以通过抑制低密度脂蛋白受体活性,提高血浆低密度胆固醇水平而导致动脉粥样硬化。富含单不饱和脂肪酸的油脂(如橄榄油和茶油)替代富含饱和脂肪酸的油脂,可以降低血低密度脂蛋白胆固醇和血清总胆固醇。富含不饱和脂肪酸的食物,除了橄榄油类植物油外,还有鱼类、坚果类,以及玉米、大豆、橘子、石榴、洋葱、大蒜、韭菜、萝卜、海带、紫菜、菇类等。富含饱和脂肪酸的食物有兽禽油(牛、猪油)、皮(猪、鸡、鸭皮)、内脏(肝、肥肠)、椰子油、棕榈油等。

控制摄入反式脂肪酸。反式脂肪酸不是人体所需要的营养素。食用反式脂肪酸会令低密度脂蛋白胆固醇上升,并使高密度脂蛋白胆固醇下降。研究显示,反式脂肪酸含量高的饮食和诸如心脏动脉疾病及动脉硬化等疾病有关联性。富含反式脂肪酸的食物有薯片、薯条、奶油蛋糕、汉堡、比萨、速冻快餐食品、爆米花、黄油、火锅底料、冰激凌,油炸类食物如炸鸡腿、炸鸡柳、油条、麻花等,饼干、糖果。

饮食低糖。血糖过高会伤害人体的血管。当血糖升高时,血红蛋白和红细胞膜糖化,使血管内皮细胞缺血、损伤及缺氧,引起内皮素大量释放,血管扩张与收缩不协调,血小板黏聚,脂质在血管壁沉积,导致血管损伤。高血糖状态会使患心脑血管病、动脉粥样硬化血栓形成的概率升高。因此,应控制高糖分食物摄入。

　　要减少碳水化合物的摄取。碳水化合物分解的糖分会被人体迅速吸收，令血糖值急升，导致胰岛素过度分泌。而胰岛素具有把糖分转化成甘油三酯的特性，从而使血液变黏稠。

　　正确的进食顺序是先吃蔬菜、海藻类、蘑菇等热量少、消化需要一定时间的食物。每口食物咀嚼 30 次以上然后咽下，这样能在血糖值上升前就有饱腹感；再吃主食，能防止血糖值上升过快以及热量摄取过量。有研究数据显示，吃慢点，能让饱腹感持续 6 小时；吃得太快，2 ~ 3 小时就有饥饿感。肉类富含的脂肪和蛋白质被吸收慢，令血糖值不致上升过快，最好在用餐前先吃点。

　　此外，还应增加燕麦、小米、糙米等全谷物的摄入，增加大豆及豆制品类植物性蛋白的摄入，增加蔬菜、水果的摄入，适量摄入核桃、杏仁、榛子、开心果等。

◆良好的精神状态

　　研究发现，情绪与心脏有密切联系，长时间抑郁和焦虑会使机体分泌一些对心脏有害的物质，也就是我们常说的心毒性。如果能够足够乐观开朗，心脏也将免受其害。瑞士苏黎世大学医院罗威医师指出，突然的精神压力可能引起血管内皮功能障碍，内皮功能障碍使血管的扩张能力受损，最后导致血管不能随血液需求的变化而调整功能，增加心脏事件的发生。

◆睡好觉

熬夜会使得机体释放出多种激素,刺激血管收缩,进而减慢血液流动、增加血液黏稠度。研究发现,长期熬夜的人患心脏病的风险明显增高,有关因熬夜猝死的新闻也是屡见报端。这些疾病的发生和熬夜有一定关联。

◆适量运动

35 岁后,基础代谢率会迅速降低,脂肪随之堆积,血液也会变得黏稠。增加肌肉能改善代谢,促进脂肪燃烧,改善血液循环。因此,中老年人应进行适度的肌肉锻炼,如哑铃运动和扩胸运动。这种运动能锻炼手臂和上半身的大块肌肉,效果尤佳。

◆良好的环境及戒烟

过去 30 多年的流行病学研究显示,心血管疾病是空气污染导致人们发病及死亡的最主要疾病。空气污染对心血管疾病的影响,可以简单地分为短期作用和长期效应。美国的全国大气污染相关疾病和死亡研究组观察了全美 20 个大城市约 5000 万人口,发现死亡前一天大气颗粒物浓度与死亡率均值密切相关。空气 PM10 每增加 $10g/m^3$,总死亡率日均值增加 0.6%、心血管疾病死亡率增加 0.69%。大气污染对心血管疾病长期效应的观察最早来自哈佛大学学者的研究,结果表明:污染最重和最轻的城市人群总死亡率比值为 1.26,而在不同病因死亡率构成比中,心血管疾病的权重最大,证实长期接触污染空气与心血管疾病死亡率的升高有关。

有关香烟与心血管健康的研究数不胜数,烟草中的有害物质如尼古丁、焦油和一氧化碳等,吸入人体后交换至血液中,这些物质会对正常的脂肪代谢产生干扰,并且破坏血管弹性。另外,吸烟可增高血压和促进血液凝固,降低运动耐受力。研究发现,烟民患有急性心肌梗死和脑卒中的概率比非烟民要高得多,且更早发病。

养护好肺

一息尚存谓之生,是说只要还有一点气息存在,表示人仍然还活在世上。息是呼吸,是肺的功能。肺不断地吸进氧气,排出二氧化碳,进行氧气和二氧化碳的交换,实现机体与外界环境之间的气体交换,维持人体生命活动的正常进行。肺的功能与人的生命质量息息相关。肺功能下降,对人的整体生存具有较为不利的影响。

养护好肺,要注意以下问题:避免主动和被动吸烟;环境和室内空气要好;适量参与各种有氧运动,如慢跑、快走、散步,各种球类运动及家务活动等;保持愉悦的心情,唱歌、开怀大笑等;喝足水,保持呼吸道及肺部的润滑;保证机体有足够的蛋白质、脂肪、碳水化合物的摄入,也可以多食用清肺润肺食物,如梨子、莲子、百合、蜂蜜等,可使机体有足够的抵抗力,对于预防呼吸道的感染,保护肺部健康有作用。

另外,随着年龄增加,老年人的肺功能开始退化。专家认为,如果改变呼吸方式,采用缩唇呼吸、腹式呼吸,坚持合理有效地运动锻炼,则可以改善肺功能,缓解肺功能老化带来的不良影响,改变老年人全身缺氧状态,提高运动能力,改善生活质量。

缩唇呼吸。吸气时将气体从鼻孔进入,呼气时缩拢口唇呈吹口哨状,让气体均匀地自双唇之间缓慢吹出,吸气与呼气的时间比例为 1 : 2 ,慢慢地将吸呼时间比达到 1 : 4 作为目标。

腹式呼吸。它也称膈式呼吸,主要是靠腹肌和膈肌的收缩而进行的一种呼吸。人取站立或坐位,放松全身肌肉,将一只手放在胸前,一只手放在腹部,吸气时由鼻吸入,尽力将腹部挺出。呼气时,腹肌收缩,将腹部内收用口呼出,呈吹口哨状,吸气和呼气时间比例为 1:2,呼吸频率约为 10 次 / 分钟。

养护好肝

常言道"心肝宝贝",可见心肝对人来说多么重要。肝脏功能对生命十分重要,它参与糖、蛋白质、脂肪、维生素、激素等的代谢。它生成的胆汁能帮助脂肪消化和吸收。人体代谢过程中所产生的有害物质、外来毒物毒素及药物的代谢和分解产物均在肝脏解毒。肝脏是最大的网状内皮细胞吞噬系统,它能通过吞噬、隔离或消除入侵或内生的各种抗原。几乎所有的凝血因子都是由肝脏制造的,故肝脏在人体凝血和抗凝血两个系统的动态平衡中起着重要作用。肝脏还参与人体血容量、水电解质的调节,热量的产生。

养护肝的方法:避免饮酒及酒制品,避免接触有毒化学物和滥用药物;合理膳食,多吃蔬菜水果等富含纤维的食物,以及高蛋白质的瘦肉、鱼、豆制品等;少吃动物性脂肪、甜食;注意休息,保持乐观心态,适量锻炼。

维护好肾

肾脏位于脊柱两侧,首先是人体重要的生命器官,具有诸多生理功能。排泄功能:排出体内代谢产物、药物和毒物。调节功能:调节水、电解质和酸碱平衡,并参与调控血压。内分泌功能:产生肾素、促红细胞生成素、前列腺素、灭活甲状旁腺激素和胃泌素等。当肾的功能出现故障时,会出现多种代谢产物、药物和毒物在体内蓄积,水、电解质和酸碱平衡紊乱,高血压、贫血和骨营养不良等。

其次,肾脏又是人体一个比较脆弱的器官。流行病学数据显示,全世界每 10 名成人中就有 1 人罹患慢性肾脏病,截至 2009 年,全球每年有数百万人因慢性肾脏病引发心脑血管病死亡,全球有 150 多万人依靠肾脏透析或肾脏移植维持生命。专家预计至 2040 年,肾脏病将为全球第五大死亡原因。

最后,肾脏也是易衰老的靶器官,随着年纪的增长,肾体积逐渐缩小,肾单位不断减少,肾功能会慢慢下降。为了提醒人们平时维护好肾脏,国际肾脏病学会、国际肾脏病联合会于 2006 年确定了世界肾脏病日。那么,日常生活中要如何维护好肾脏呢?

◆严格控制盐的摄入量

盐是让肾负担加重的元凶。我们饮食中盐分的 95% 由肾脏代谢,如摄入过多,则肾脏负担加重。

◆喝足水

注意是指白开水,不是饮料等。喝足水有助于肾脏的血液循环,有利于增加重吸收的速率和排除人体所产生的毒废物。

◆不滥用药

化学毒物、西药或中药均会对肾脏带来不同程度的损害。常见的含马兜铃酸的中药、抗生素和解热镇痛药等,会破坏肾功能。

◆不吸烟酗酒

吸烟可影响肾脏供血,使流向肾脏的血液量减少,损害肾功能。有专家说,烟草含有多种有害物质,比如焦油和一氧化碳,它们会沉积在肾脏中,影响肾功能,甚至可能加速肾纤维化的进程。一边喝酒,一边吃海鲜,可能促使尿酸沉积,易导致肾小管堵塞,造成肾脏衰退。

◆不过多摄入蛋白质

摄入过多蛋白质易产生太多代谢废物,如肌酐、尿素氮、尿酸等,增加肾脏承受的负担。

◆不憋尿

憋尿会使尿液中细菌含量升高,细菌经输尿管进入肾脏,易造成尿路感染、肾盂肾炎等。

◆不熬夜

长期熬夜会导致人体免疫功能紊乱、免疫功能下降,容易发生感冒,而感冒可诱发或加重肾脏疾病。

◆**控制糖尿病和高血压**

肾小球由微细血管球组成,所有对血管有损伤的因素如糖尿病、高血压等,都会导致肾损伤。

维护牙齿健康

牙齿是我们身体一个非常重要器官,牙齿健康才能保证身体健康。牙齿如果出现问题,那么将会影响咀嚼食物、正确发音、面部形象。

世界卫生组织在 2001 年提出对中老年人牙齿保健目标"8020",即 80 岁的老人至少有 20 颗不松动的"功能牙"。

如何维护牙齿健康?专家建议:用餐时喝适量水;选择高纤食物(如新鲜蔬菜);放慢节奏,一小口一小口地吃,增加每一口食物的咀嚼次数;平时不要咬过硬的食物,吃坚果时最好借用工具去掉外壳再食用;刷牙最好选择软毛、小头牙刷,力量不能太大,不要横向刷牙。

现代医学认为,经常叩齿,不仅能强肾固精、平衡阴阳、疏通局部气血运行和保持经络畅通,还能增强咬肌和牙齿根基部的整体机能,延缓老年性机体萎缩带来的凹脸瘪嘴状。最为可贵的是,经常叩齿还能有效地增强牙周黏膜组织纤维结构的坚韧性,提高牙齿抗龋能力和咀嚼功能,促进口腔、牙床、牙龈和整个牙齿的血液循环,增加唾液的分泌量,改善并及时充盈其中组织营养,增强牙齿的抗病抗菌能力,从而使牙齿变得更加坚固、整齐洁白、丰润光泽。叩齿做法如下:精神放松,口唇微闭;心神合一,默念叩击;先叩臼齿,再叩门牙;轻重交替,节奏有致。终结时,如再辅以"赤龙(舌头)搅海,漱津匀吞"法,则效果更佳。

巧妙应对消化系统老化

人到老年有些积蓄是福,能吃能拉也是福。老年人的消化系统从结构到功能都发生衰老与退化,使得吃和拉成为问题。

◆摄入饮食困难问题

老年人牙齿松动、脱落、咀嚼肌萎缩、咀嚼无力、唾液分泌减少、味觉钝化,因而咀嚼困难;食管的蠕动功能减退、食管下括约肌张力下降,因而常出现胃食管反流、误吸等;胃排空延缓,尤其是液体食物和脂类食物排空延迟,同时胃蛋白酶分泌能力减退,因而易发生上腹胀闷、餐后饱胀等功能性消化不良。

应对方法:老年人的食物需要通过烹饪工艺(细切、粉碎、调味)制作成细软可口的食物,例如,肉类要尽量剁碎、煮烂,蔬菜水果尽量选择较为鲜嫩的,进食时应做到速度慢、食团小，以避免食管内食物嵌塞；不宜饱食，少食甜食，睡前 1 小时禁食，以减少或避免反流和误吸；应控制油腻食物摄入，一日三餐或四餐，定时定量，不宜过饱；适当的运动（散步、练太极等）有助于胃排空。

◆大便困难问题

老年人由于结肠的蠕动功能减退、通过时间延长，故导致大便秘结高发。

应对方法：增加膳食纤维是治疗老年人慢性便秘的基本措施。膳食纤维包括可溶性膳食纤维和不溶性膳食纤维。可溶性膳食纤维经肠道菌群发酵产生的代谢产物，直接或间接刺激肠蠕动。不溶性膳食纤维具有较强的吸水性和溶胀性，通过增加粪便的体积，刺激肠壁蠕动，并引起便意。推荐老年人每天至少食用半斤鲜嫩蔬菜和水果，可用细切、粉碎等方法加工。另外，喝足水、适度活动（如散步等，促进肠蠕动）、腹部按摩也有利于缓解老年人大便困难。

维护好肌肉

肌肉是人体最大的器官，占体重的 35% ~ 45%。肌肉被称作人体的发动机，所有活动都是它的功劳，如坐姿、站姿、行走、奔跑、跳跃、说笑等。假若肌肉衰弱,人的活动就会受到限制。骨骼肌附着在骨头外,连接骨关节,对关节的稳固,骨头、血管、神经、内脏缓冲外伤发挥重要作用。如果肌肉衰弱,人体的安全警报就会拉响。

骨骼肌还是产热器官,参与人体温度调节。骨骼肌能储存蛋白质,也能储存糖原,当人需要的时候又能提供能量。有专家说:肌肉是我们身体最大的葡萄糖储存库,也是我们身体最大的葡萄糖消耗工厂,对血糖的调节有重要意义。肌肉质量多,就能使胰岛素提高代谢效率,处理的葡萄糖多,在一定程度上可以降低患糖尿病的风险。

据报道,运动时肌肉会分泌数百种蛋白质激素及多肽,统称为"肌肉激素"。肌肉激素有的作用于肌肉细胞本身而促进肌肉增长及新陈代谢,有的则会影响其他器官组织,如免疫系统、大脑、肝脏、皮肤等。肌肉激素会促进脂肪细胞分泌更多抑制发炎反应的细胞激素而改善慢性炎症。肌肉激素作用于大脑组织,使大脑分泌促进神经细胞生长的蛋白因素(脑源性神经营养因素)而对大脑健康有益。肌肉激素会增加皮肤细胞线粒体的数量及活力,达到延缓皮肤老化的效果。肌肉激素也是运动能减少内脏脂肪的主因。肌肉量减少会引发营养不良、机体免疫力低下,非常容易发生感染、糖尿病等,心脑血管疾病的发病风险也会增加,甚至威胁到生命。

导致肌肉衰减的原因：烟酒过度，睡眠休息不够，营养不良，缺乏运动（久坐、久卧），炎症反应，神经、内分泌因素，年龄衰老。

维护肌肉有多种办法。戒烟戒酒。睡好休息好。合理膳食：保证充足的优质蛋白的摄入（如鸡蛋、牛奶、黄豆、鱼、瘦肉等）。保证食物中有固定不饱和脂肪的来源（如深海鱼、坚果和植物油）。保证三餐中碳水化合物（主食）的量。保证补充维生素 D（晒好太阳）。补充抗氧化营养素（足量蔬菜、水果）。积极运动（进行有氧运动加抗阻训练）。积极医治疾病。巴西圣保罗大学的一项研究表明，手足部肌肉含量是衡量老年人健康指数的标准之一，手足部肌肉多的老者会更长寿。

第三章

珍惜元气，呵护生命力

元气学说是中国文化魂宝之一，是中国古代探索宇宙万物过程中的智慧结晶，不仅推动了古代哲学思想和中医发展，而且影响着当今世界对自然规律和生命科学的探索。

生命活动需要一种动力，该动力就是元气。生命个体的活动与元气的关系就像电器与电的关系。有了电，无人机可在空中喷洒农药，电车可在路上奔跑。有了电，电冰箱、电饭煲、电风扇各做各的工作。然而一旦停电，所有的电器都会变成一堆不会动的铁。生命个体的生命活动，包括新陈代谢、生长发育和繁殖等，都需要元气激发和推动。没有元气激发和推动，生命活动就会停止。庄子认为：气聚则生，气散则死。其意思是：生命依赖元气，元气相汇便产生活体，消散便导致死亡。人虽被称为万物之灵，但仍是生物界的一份子，仍要遵守生物的生命活动规律。一个人从生到死的活动过程都需要元气的激发和推动。元气充足，人就健康；元气不足，人就会体弱多病；元气衰竭，人的生命就垂危；元气消散，人就会死亡。我们探究元气是为了防治疾病、优生和延年益寿。那么，人的元气是从哪里来的？元气在人的生命活动中起什么作用？什么因素影响元气的盛衰？我们如何珍惜元气，呵护生命力？

元气的来源和功能

中医元气，又称原气、真气，是人体最根本、最重要的气，是人体生命活动的原动力。元气秉承于父母的先天之精，得后天水谷精气的滋养而不断充盈。元气根植于肾，通过三焦输布周身，内达五脏六腑，外达肌肤腠理，激发和推动人体各组织器官的功能正常进行。人的生长发育繁殖和日常生活（穿衣、吃喝、学习、工作、娱乐及社交活动等）都与元气的功能有关，人体阴阳平衡也依赖元气维持。

维持生长发育、生殖和日常生活

中医认为：元气有促进生长发育和生殖的功能。元气充足，人的生长发育就正常；元气不足，小孩生长发育会比同龄人差，表现为身体矮小，或五迟（立、行、齿、发、语迟）五软（头颈、口、手、脚、肌肉软），或头发稀疏、智力低下、动作缓慢。进入青春期，元气充足便产生一种促进和维持生殖机能的精微物质——天癸，于是生殖器官发育成熟，从而具备了生殖能力。如果青少年期元气不足，天癸化生减少，就会出现生殖器官发育不良、性成熟迟缓。进入老年后，元气渐虚，天癸生成随之减少，生殖器官日趋萎缩，女子绝经，男子阳事不举，从而丧失生殖能力。

日常活动的完成依赖脏腑组织的功能正常，脏腑组织的功能又依赖元气的激发和推动。如果元气不足，脏腑组织的机能就会减弱，以至影响日常生活（表现为少气懒言、身倦乏力、不耐劳作、头晕目眩等）。

维持阴阳平衡

生物的生命活动需要一定的体温。因物种不同，所需的体温也不同。例如：人的体温（体表温度）37℃，鸡的体温41.6℃，袋鼠的体温35℃。由于生物在自然界所处的位置和时间不同，环境温度就会不同，从而影响其体温。体温过高或过低都不利于生物的生命活动，生物必须通过机体的体温调节系统，将体温调至合适范围。

1857年，法国著名生理学家贝尔纳提出内环境这一概念，认为：内环境的稳定是生命独立和自由存在的首要条件。1926年，美国生理学家坎农提出了内稳态的概念，即生物控制自身的体内环境使其保持相对稳定，是进化过程中形成的一种更进步的机制，它能减少生物对外界条件的依赖性。合适的内环境是机体正常新陈代谢、生命活动的必要条件。内环境稳定能为细胞提供必需的营养物质，并带走来自细胞的代谢产物。稳定一旦遭到破坏，将引起机体功能紊乱，产生疾病，甚至导致死亡。影响内环境的因素有很多，但机体能通过内环境的稳定系统将内环境维持在生命活动正常进行的合适状态。

人正常体温的维持，主要不是靠衣服和扇子，而是依赖体温调节系统自动调节。科学家认为：内环境的任何变化，都会引起机体自动调节活动，使内环境变化限制在狭小的范围。例如，急性失血达 10%时，机体会自动作出多种反应。第一，交感神经系统兴奋。大多数器官的阻力血管收缩，使回心血量不致下降太多，以维持一定的心排血量。第二，毛细血管对组织液重吸收增加，使血浆量有所恢复。第三，血管紧张素 II、醛固酮和血管升压素生成增加，有利于血量的恢复。第四，血浆蛋白质和红细胞的恢复。失血时损失的一部分血浆蛋白质由肝脏加速合成，在一天或更长的时间内逐步恢复。红细胞则由骨髓造血组织加速生成，约数周恢复。

中医是一门古老的医学。古代虽然生产力不发达，没有望远镜、显微镜和试验室，但先辈们有很高的智慧，早在春秋时代就把阴阳五行思想运用到医学，从而发现人体存在一个内稳系统。这个系统可以化解来自外界和机体内部的不利因素，给机体活动提供合适的内环境。这个内环境就是阴阳平衡。

　　影响阴阳平衡的因素有很多,人每时每刻都受到来自外部和内部能破坏阴阳平衡因素的影响,但体内维持阴阳平衡的机能正常,能化解不利因素,使阴阳处于动态平衡。例如,人不会因处于37℃以上的环境中而出现阳盛,也不会因处于37℃以下的环境中而出现阴盛;人也不会因白天工作活动时阳盛,夜间休息睡觉时阴盛;遇到气愤的事,一时大怒,心跳加快,血压升高,但过了一会儿又能平静下来;外伤造成肋骨骨折,导致气滞血瘀,经过一段时间后,骨折经处理后能自然愈合,气血也正常运行。这一切都是机体维持阴阳平衡的系统发挥了作用。

　　机体维持阴阳平衡不全依赖针、药和养生方式,主要靠机体自动调节系统的调节。《中医名词术语选释》有这么一段话:"阴气平顺,阳气固守,两者互相调节而维持其相对平衡。"也就是说,阴阳平衡是阴气和阳气两者互相调节而维持的,是机体内部的自动控制,不是来自外部的干涉。

　　内环境的稳定是在神经内分泌统领下, 由全身组织器官参与,整体协作,共同完成的。那么,中医的阴阳平衡是由全身组织器官的哪个"部门"统领参与完成的?五脏六腑、奇恒之腑、经络没有这种功能,精、血、津液、宗气、营气也没有这种功能。张登本主编的《中医学基础》认为,维持机体阴阳平衡是卫气的功能。该书有一段话:"(卫气)开合汗孔,调节体温。卫气司汗孔之开合,调节汗液的排泄,能维持体温的相对恒定,调和气血,从而维持机体内外环境的阴阳平衡。"本书认为,维持机体阴阳平衡是元气的功能。从元气、卫气的来源看:元气来源是父母禀赋的先天之精化生,与生俱来能激发、推动脾胃功能,吃进食物、吸收水谷精气之后才化生卫气。只有元气能激发、推动脏腑经络等组织器官的功能,共同参与完成阴阳平衡。卫气没有统领脏腑经络等的功能。

妊娠晚期胎儿在子宫腔里会做一些动作,如吸手指头、挥手、踢腿等,也有心理活动。由于胎儿有心理活动和肌肉活动。所以,就必须自己维持阴阳平衡。因胎儿这时没有进食水谷,所以这时没卫气,是元气维持人体阴阳相对平衡。胎儿从母体产出成为新生儿。这时脐带被剪,切断了与母亲的联系,从此独立应对自然界。他手舞足蹈哇哇地哭着。此时此刻不能认为他不存在阴阳平衡的事情。但是,他出生已 2~3 个小时了,还没吃上第一口奶或其他食物,没有脾胃运化的水谷精气。新生儿维持阴阳平衡和其他生命活动全靠元气。

阴阳平衡的含义是脏腑平衡、寒热平衡、气血平衡。

◆脏腑平衡

脏腑指人的内脏器官,包括五脏六腑。五脏是指心、肺、脾、肝、肾,六腑是指胆、胃、小肠、大肠、膀胱、三焦。内脏器官的生理功能虽然各不相同,但是彼此之间必须相互依存、相互制约,以保持生理活动的协调平衡。

机体就像一台机器。机器的正常运转要求电路、油路、水路和机械部分(轴承、齿轮、传动带等)功能必须协调好。要使内脏器官的功能协调好，必须是对每一个器官的功能都有影响的部门才能办到，否则协调不成。只有元气对机体的影响最为广泛，能激发和推动脏腑经络等组织器官的生理功能活动，以维持脏腑功能平衡。

◆寒热平衡

中医的寒热是指疾病过程中出现的两种性质相反的病理变化。虽然，这不一定是机体温度的高低，但与人体对温度高低（冷或热）的反应相似。热以热、动、燥为特点，表现为发热、面赤、烦躁、口渴等。寒以寒、静、湿为特点，表现为形寒肢冷、水肿、尿清长等。寒热平衡是指机体不出现遇到温度高或低（冷或热）的反应，这种状态是机体脏腑经络等组织器官生理功能正常的表现。维持脏腑经络等组织器官的功能正常又靠元气的激发和推动。

◆气血平衡

气血是构成人体的两种基本物质。气血平衡是指人体气血的量和运行处于正常状态，没有出现气血不足、气机失调（气滞、气逆、气陷、气闭、气脱）和血液运行失常（血瘀、血行迫疾、出血）。气血的生成靠脏腑的功能，气血的正常运行靠脏腑经络的功能协调。元气能激发和推动脏腑经络等组织器官的生理功能，维持气血平衡。

由此，我们可得出一个结论，是元气维持人体阴阳相对平衡。

影响元气盛衰的因素

元气的盛衰取决于先天的禀赋、后天脾胃运化水谷精气的功能，以及生命活动过程中的损耗。元气损耗主要有两个方面：一是为维持阴阳相对平衡消耗；二是生长、发育、繁殖和日常生活（穿衣、吃喝、学习、工作、娱乐及社交活动等）的消耗。

为维持阴阳平衡而消耗

人在生命过程中会不断遇到各种因素影响阴阳平衡，元气需要不断发力调整阴阳平衡。这种不断发力，不断消耗的过程，使得元气逐步衰减。影响阴阳平衡的因素越强大，持续时间越长，元气为维持阴阳平衡所付出的代价越大，损耗的程度越大。

中医认为，疾病的本质是人体内部的阴阳失衡。病情越重，阴阳失衡越重。病程越长，阴阳失衡时间越长。这两种情况都需元气付出更大的努力进行调整。这也许是临床上重病、久病导致元气大伤的原因。中医把破坏人体阴阳平衡导致机体出现阴阳失衡的因素称为病因或致病因素。破坏人体阴阳平衡的这些因素,不一定都会令机体出现阴阳失衡状态。但是,在某些情况下仍然会加速元气损耗。如:长时间处于恶劣环境中(严寒、酷暑、污染环境)会感到身疲力乏,遇到烦恼事情久久不得解决而觉心身疲惫,过度运动后感到很虚弱。

老年人常常有这些现象:容易生病,经常处于阴虚、阳虚的状态,一旦生病还不容易康复,对疾病和恶劣环境(严寒、酷暑、污染环境)的耐受力不如年轻人。这也许是因老年人元气已虚,对机体阴阳平衡的调节能力弱了。

生长、发育、繁殖和日常活动消耗

元气随着年龄增长而逐渐损耗变少。《黄帝内经·素问》说:"年四十,而阴气自半也,起居衰矣;年五十,体重,耳目不聪明矣;年六十,阴痿,气大衰,九窍不利,下虚上实,涕泣俱出矣。""女子……五七,阳明脉衰,面始焦,发始坠;六七,三阴脉衰于上,面始焦,发始白;七七,任脉虚,太冲脉衰少,天癸竭,地道不通,故形坏而无子也。丈夫……五八,肾气衰,发坠齿槁;六八,阴气衰竭于上,面焦,发鬓分白;七八,肝气衰,筋不能动;八八,天癸竭,精少,肾藏衰,形体皆极,则齿发去。"从古人的论述中,我们可以看到，人是随着年龄的渐长而不断衰老的。外部看是面色焦枯、头发变白脱落变少、肢体活动能力下降、不能生育，内在的原因是脏器组织的功能逐渐衰竭。可见元气就像油灯中的油，随着时间推移，被逐渐消耗，当油耗尽时，灯就熄灭了，人的生命也就终止。

老年人元气已虚，所以精神和体力都差，常常神疲乏力，稍微活动活动就累了，白天坐着都打瞌睡。

中国古人发现，情志不节（不时御神、务快其心）、劳作太过（不知持满）、起居不节（以妄为常）、饮食不节（以酒为浆）、酒色太过（醉以入房）等因素会加快元气的消耗。

《黄帝内经》认为过劳会严重影响健康，所以这里谈谈过劳的问题。"不妄作劳"的劳，包括劳心、劳力和房劳。劳心指脑力劳动，劳力是指体力劳动，房劳指性生活。妄作劳就是脑力劳动过度、体力劳动过度、性生活过度。过劳会加速消耗元气，影响人的健康和长寿。

◆脑力劳动过度

脑力劳动过度又称"心劳"。心劳多因长时间思考、谋虑、记忆等劳心伤神，用脑过度；或工作压力大，精神长期处于紧张状态得不到缓解，以致积劳成疾、损耗元气。

美国哈佛大学医学院的研究人员研究发现，神经系统的活动可能会影响人类的寿命。大脑的过度活动与寿命缩短有关，而抑制这种过度活动可以延长寿命。

知识分子是脑力劳动者。研究表明，当信息量超载，超过大脑接受限度或处于疲劳状态而强迫接受时，会使大脑皮层的兴奋与抑制功能失调，从而引起体内机能紊乱失调。这种情况常见于每天接触大量文献资料、反馈信息的科技人员、行政事务人员，一些长时间沉溺于电视、电脑、游戏机、手机等人群。芬兰赫尔辛基大学专家研究发现，严重超荷工作会使细胞基因中的染色体端粒缩短，加速人体衰老。

经常看到这种情况，体力劳动者工作 7 小时后，一般能吃得香、睡得好，第二天起来精神得到恢复。而脑力劳动者工作 7 小时后常常吃饭不香、睡眠不安，第二天起来头昏脑涨、全身乏力。可见，用脑过度对元气的消耗是很大的。

1990 年，北京市人均寿命已达 73 岁，而中关村和北京大学 12450 人的平均寿命为 53.34 岁。据 2004 年的统计，我国中年知识分子的寿命平均只有 58 岁，低于（当时）全国人均寿命 68 岁。

◆劳力过度

劳力过度指体力劳动过重，多因长时间的持续劳作（运动），得不到适当休息，使身体始终处于疲劳状态，以致积劳成疾，损耗元气。

英国跨学科期刊《帕尔格雷夫通讯》刊登的一篇研究论文显示，日常运动太剧烈可能会缩短寿命。该研究发现，高强度、长时间运动会使中性粒细胞功能受损、淋巴细胞和单核细胞计数下降、免疫细胞功能受到抑制。从免疫细胞凋亡的角度来讲，外周血淋巴细胞凋亡率在运动后会显著升高，而免疫细胞凋亡的异常增多或减少都可能给机体带来不利影响，所以便出现了短暂的易感疾病侵袭的"开窗期"。

◆房劳过度

房劳过度指性生活过于频繁，失于节制，损耗元气。现代研究认为，性生活过度会导致内分泌失调、免疫防御功能减退，对各种疾病抵抗力减弱、致使代谢功能失常，易引起各种疾病，肿瘤发病率增高。所以，古人说："淫声美色，破骨之斧锯也。"

从中国历史上看，封建帝王的寿命很少有长的。皇帝是国家的最高统治者，饮食方面不乏营养，也不会受天气冷热的威胁。他们都有各自的集团为他们解忧排难，让他们过上舒适的生活。唯一能令皇帝疲惫不堪的也许就是房劳。因为他们的配偶太多，后宫编制就有三宫六院七十二嫔妃，更有佳丽三千之说，真是嫔妃成群，美女如云。皇帝短命的原因很有可能是配偶太多，房劳过度，耗伤了"元气"，损耗了生命力。

澳大利亚有一种小动物叫袋鼩。雄性袋鼩在交配过后一部分很快死亡，一部分因免疫系统不工作，身体表现出大量伤口无法愈合、各种疾病相继出现、皮毛渐渐脱落，最后生命力渐渐地消失。

大马哈鱼是冷水性溯河产卵洄游鱼类。幼鱼在海洋里生活3~5年,性成熟后回江河繁殖后代。从海洋到繁殖地游经几千公里,其中淡水河流是逆流而上。不管遇到浅滩峡谷,还是急流瀑布,它们都以每昼夜前进40公里左右的速度前进。初到繁殖地时,它们的活力尚可,雌鱼雄鱼相互追逐还很活跃。但是,繁殖使命完成后,它们很快纷纷死亡,好像相约"集体自杀"一样。

蝉是世界上寿命最长的昆虫。蝉的幼虫在地下一般要生活2~3年,有的5~6年,美洲的13年或17年。蝉一旦成虫之后,寿命仅有一个月左右,而一旦交配繁殖完成后,无论雌雄蝉都会很快死亡。

生物交配繁殖对种群的延续有积极意义,但对个体来说,会消耗元气,是以缩短寿命为代价的。

珍惜元气,呵护生命力的方法

　　元气是由肾所藏的先天之精化生,依赖脾胃运化水谷精气的充养和培育。元气的盛衰取决于先天禀赋、后天脾胃运化水谷精气的功能和生命过程中的各种消耗。因此,珍惜元气,呵护生命力就要抓好以上三个方面。

　　先天禀赋是父母的事,人无法决定自己。不过,人们可以主要关注自己的脾胃功能和营养,以及生命过程中的各种消耗。

◆拥有好的脾胃功能和营养

　　第一,自然环境宜居。过湿、过冷都有碍脾胃功能。第二,良好心态。情绪过度波动会影响脾胃功能。第三,饮食有节。饮食有节能保证脾胃正常运行,并获得充足的水谷精气。第四,食后摩腹和散步都对脾胃功能有利。第五,以食为药使脾胃功能健康。第六,酌情使用健脾胃的中药。

◆**降低生命活动过程中的过度消耗**

环境适宜、心态稳定、饮食有节、作息时间顺应时间节律，工作劳逸结合，性生活节制。

◆**积极防治疾病**

疾病会加快机体元气的消耗，因此，我们要积极防治疾病，让机体保持健康状态。如果已经生病，就要积极医治，不要拖延治疗。未病时要积极预防，中医、西医的办法都可选用。本书已为读者提供了几种方法以备未病时用。另外，老年人可在中医医生指导下酌情使用补元气的中药。

第四章

保持良好精神状态，
拥有健康生活

　　精神状态是指人脑对外界环境各种刺激进行反应时所表现出来的功能活动状态。良好的精神状态不仅是事业成功、家庭幸福所必需的，而且对自身的健康也很重要。巴甫洛夫指出，一切顽固的、沉重的忧悒和焦虑，都会给各种疾病大开方便之门。有人调查发现，在遭遇强烈刺激、感情急剧波动后，短时间内死亡的170个案例中，59%死于个人不幸与巨大损失消息传来之后，34%死于面临危险或威胁的处境，7%死于狂喜之时。苏联科学家皮罗格夫观察到：胜利者的伤口比失败者的伤口愈合要快、要好。临床上小到感冒，大到冠心病或癌症都和情绪有关。发表在国际期刊《心身研究杂志》的一项新研究显示：心理健康也是决定一个人寿命长短的重要因素。

　　中医认为，人体对内外环境刺激在情志活动方面会有喜、怒、忧、思、悲、恐、惊七种反应。如果情志活动是在人体生理活动适应的范围内，一般不会导致疾病。但是，突然、强烈或长期持久的情志刺激，超过了人体的生理调节范围，会引起喜、怒、忧、思、悲、恐、惊七情的异常变化，使气机紊乱、脏腑损伤、阴阳失调，以致疾病发生。七情作为致病因素，一方面取决于突然、强烈或长期持久的情志刺激；另一方面与个体耐受、调节能力的强弱密切相关。也就是说，同样的情志变化，有的人会因此致病，有的人则不会。我国健康教育专家洪昭光认为，心理平衡的作用超过了一切保健措施和保健品的总和，谁能保持心态平衡，就等于掌握了身体健康的保护伞。

　　良好的精神状态由平稳的、积极的、快乐的心态构成。

平稳的心态

人有七情六欲，但论养生最好的心态是平静。一颗平静如水的心，胜过万灵药。明代朱权的《活人心法》说："盖心如水之不扰，久而澄清，洞见其底，是谓灵明。宜乎静可以固元气，则万病不生，故能长久。"入静，进入淡泊自然、天人合一的境界之中，使心理和谐平衡。入静，使人精神归于统一集中，大脑皮层的活动趋于平静、经脉贯通、血液顺畅，就可祛病延年。

儒、释、道是我国传统文化的主要构成，尽管他们在理论上有相悖之处，但在养生方面都主张以静养生，倾向于以静养心，修身养性。

庄子认为，大地生我，最终是要归纳我的。人本来"无"，到了还要归于"无"。生要活得潇洒自在，不追逐名利，不为物欲所累；老了应坦荡地回归自然。这样就能凡事看得开，无忧生忧死之虑。

禅宗六祖惠能有名的禅门公案"风动幡动"的故事,以"不是风动,不是幡动,而是心动",直指"万法唯心,境随心转"的道理。尤其他那句众人耳熟能详的偈语"菩提本无树,明镜亦非台;本来无一物,何处惹尘埃!"更在明喻世人,人心犹如一潭清澈透明的湖水,能映照任何外在的事物,却不受任何影响。正所谓"雁去影空,水面依然平静无波;云过无迹,湖水仍旧清澈澄明",只要"心定",则物来物去、俗事纷扰,又于心何碍?

那么,怎样才能拥有平稳的心态?

有浩然之气

"浩然之气"之说出自《孟子·公孙丑上》。公孙丑问孟子:拥有稳定的心理状态,有什么修持的办法吗?也就是说:如何才能拥有稳定的心理状态?孟子说:"吾善养吾浩然之气。"也就是说,孟子是通过养"浩然之气"来达到稳定心理状态的。有了浩然正气,那么外界的任何情志刺激都会被淡化,内心也就"稳定"。

有了浩然之气,航天员敢在太空遨游,潜水员敢潜入漆黑的海底,登山队员敢攀登珠穆朗玛峰。有了浩然之气,将士们敢冒着枪林弹雨浴血冲锋陷阵。有了浩然之气,荆轲刺杀秦始皇明知一去不能生还,一路上竟能面不改色,苏武能在荒无人烟的塞外坚持十几年。有了浩然之气,颜回能一箪食,一瓢饮,住陋巷,忍受一般人难于忍受的环境，保持乐观向上的精神。有了浩然之气，内蒙古人体器官捐献志愿者截至 2022 年 4 月 2 日 24 时，已达 69751 人。

浩然之气的基础是义和道。公平、公正、正直、仁爱是人性向善的特性。当你认为你的行为是向善，是正义，是合乎天道的时候，那么浑身就会充满正能量，任何不利因素都撼动不了你。

心胸宽广

常言说"宰相肚里能撑船""将军额头能跑马"。也就是说，大人物的心胸不会狭隘，不会鼠肚鸡肠，他的胸怀、气量宽广得就像江河湖海可任凭船航行，就像辽阔的草原可任凭马奔跑。

心胸宽广才能存小异求大同，团结一切可以团结的力量，筹集一切可以筹集的资源去实现更大的目标。心胸宽广就不会斤斤计较一些鸡毛蒜皮的事。心胸宽广才会待人和善、宽厚、友爱。心胸宽广就不会被一时的挫折和失意所困扰。心胸宽广才能把困难和不利因素当作磨砺自己意志的机会。心胸宽广才能豁然大度、处事坦然，这样就会真气调和、神宁气畅、免疫力增强，也就自然健康长寿。

法国作家雨果有句名言："世界上最宽阔的是海洋，比海洋更宽阔的是天空，比天空更宽阔的是人的胸怀。"

尊重客观规律

尊重客观规律,杜绝不自量力、急于求成,避免失败挫伤自信,让心态得到相对平稳。现实社会中,人面临来自生活、工作、学习、家庭等诸多方面的压力。过多的压力会影响健康与寿命。成功或失败会对精神压力起到减轻或加重的作用。成功使人更自信,心态也变得平稳;失败却常带来很多负面情绪,如焦虑、失望、恐惧、内疚、生气、悲伤等。

"量力而行"出自春秋左丘明《左传》"力能则进,否则退,量力而行",意思是指按照自己能力大小去做事。量力而行的反义是不自量力。不自量力往往导致"螳臂挡车""以卵击石"的失败事件。只有尊重客观规律,量力而行、尽力而为才能获得成功。成功使人更自信,自信的人心态会相对平稳。

急于求成,是指急切地想取得成功或达到目的。急于求成的急,是焦急,是一种不良情绪。这种人恨不得"一口吃个胖子""一锹掘个井"。由于急于求成违背了事物的客观规律,故往往导致失败。失败挫伤人的自信心,增加人的负面情绪。

尽管一锤子下去不能将一块石头打造成一只石狮子,但通过一段时间的不断锤打,栩栩如生的狮子就能打造成功。千里路虽然不能一步就跨过去,但通过一步步的努力就可以到达目的地。

打一锤子或迈一步对人们来说是轻而易举的事，没有任何精神压力，同时也可以从完成这一锤或这一步中获得自信。并且，胜利者效应又更容易获得成功。因此，只要我们克服急于求成的思想，尊重客观规律一步步办事，积小胜为大胜，积跬步至千里，就能避免焦躁情绪，让心态回归平稳。

🐌 知足

知足是自知满足、安于现状。当人感到满足时，情绪会平稳。然而有需求就不会有满足。人和其他生物一样，来到这个世间是有需求的，如西汉著名史学家、文学家司马迁所言"天下熙熙，皆为利来；天下攘攘，皆为利往"。生物体只要是活的，就要进行新陈代谢，就需要阳光、空气、水和食物。可见人的绝对满足是没有的，只有相对满足。

美国心理学家亚伯拉罕·马斯洛提出，人类需求从低到高按层次分五种，分别是生理需求、安全需求、社交需求、尊重需求及自我实现需求。生理需求是人类维持自身生存的最基本要求，包括阳光、空气、水、食物、衣服等。只有这些最基本的需求达到了维持生存所必需的程度，人才会有相对满足，心情才会有相对平稳。

有一位国王带着手下乘船外出，途中遭遇风浪，船不断摇晃，手下感到害怕,哭泣不止。国王很生气,便让身边的人想办法解决。身边的人将哭泣者扔入海水中,随后又将他救上来。经过这么一折腾,原先哭泣的人安安静静地待在船上,再也不出声。国王很诧异,这个身边的人说道:"经历过危难,便可知安乐的价值。"船遭遇风浪摇晃,船上的人第二需求(即安全需求)得不到满足,因而心情躁动不安哭泣。当被丢入海水中,人的第一需求(即维持生存)所必需的因素都没有了。有了面临死亡的经历回到摇晃的船上,船上的空气使他得到了满足,所以他会安安静静地待在船上。

人的五大需求中,每种需求存在基本和高级的不同等级。就衣食住行而言:衣服的基本作用是御寒,其中材料有麻衣葛衣与绫罗绸缎之分;食物是充饥的,其中有粗茶淡饭与山珍海味之分;房子是让人住的,其中有茅屋与豪宅之分;行有脚踏车与名牌豪车之分。从基本到高级的需求,由自己财富的多少决定。只有口袋里有钱才能买豪车豪宅。

财富的获取,除了机遇之外,更多还是需要操劳。过度贪图财富,人的心理就难以平静。有专家认为,心理平衡的作用超过了一切保健措施和保健品的总和,经济条件只占寿命长短决定因素的10%。就健康长寿而言,过度追求财富是"舍本求末"。我们只有把需求控制在一定的范围,量力而行、随遇而安,方能得到相对满足。肚子饿了吃一餐普通饭菜就行了,用不着上山珍海味贵族宴。

一顿普通饭菜也能解决饥饿,获得身体所需的营养,让我们得到相对满足。

这个相对满足,不是别人强加的,是自己设定的,是自知之足,也就是知足。清人胡澹庵《解人颐》一书中一首《知足歌》这样说:"人生尽受福,人苦不知足。思量事劳苦,闲着便是福。思量疾厄苦,无病便是福。思量患难苦,平安便是福。思量死来苦,活着便是福。也不必高官厚禄,也不必堆金积玉。看起来,一日三餐,有许多自然之福。"庄子曰:"鹪鹩巢于森林,不过一枝;偃鼠饮河,不过满腹。"也就是说,小鸟在森林里筑巢,也不过只占据森林中的一木一枝;老鼠面对满河的河水,也不过喝饱肚子而已。虽多却不贪,给自己多一点包容,让心态多一点平稳。

静坐

千百年来,我国古代学者一直把静坐当作做学问必不可少的功夫之一。唐宋时期,有儒家学者把佛教中的静坐之法借鉴、吸收并加以改造,并在自己的生活中加以实践,形成了日趋成熟的静坐传统。儒家有说:"知止而后有定, 定而后能静;静而后能安。"经常静坐,会使心情平静,由于心平气和、血脉畅通,疾病便不易发生。

静坐时,静坐者可以端坐在椅子上,也可以靠着椅背,总之选择自己舒服的坐姿。眼睛平视前方，挺胸收腹，内心平静，手随意地放到腿上，然后闭上眼睛，什么也不想，或集中思考一个百思不得其解的问题。静坐 15～30 分钟，收功。然后睁开眼睛，把掌心搓热，做洗脸的动作。

发发呆

2016 年 10 月，国家卫计委首度推出"5125"健康生活理念，其中就建议市民每天给自己 5 分钟发呆时间。发呆是人的大脑对于外界事物进行调节的一种应激反应，是不经意间出现的一种自发的安静状态，属于自我保护和调适。专家认为，人在高压的状态下如果不能及时进行有效的情绪管理，则会对家庭生活、工作和社交产生不良影响。当人发呆时，大脑处于放空状态，大脑中的 α 脑电波会加强。处于这种脑电活动下，个体会感到放松舒适，从而改善情绪、减轻压力、缓解焦虑不安。

冥想

冥想是一门起源于印度宗教的古老运动，脱胎于佛教禅宗的坐禅，被现代医学得以正名，称可用于锻炼注意力与加强意识，并达到精神上的平静与稳定。法国国家卫生和医学研究所开展的一项研究显示，冥想有助于减轻精神紧张、焦虑和缺乏睡眠对人体的负面影响。最近，美国《神经案例》杂志发表的一篇论文表明，每天冥想能延缓大脑衰老。

2017 年，美国加利福尼亚大学的伊丽莎白博士率领研究团队招募了 239 名 40~70 岁的女性作为研究对象。通过开展为期 3 个月的封闭冥想实验，团队发现：实验结束后，有 83% 的人端粒延长了近三分之一。

北京体育大学运动人体科学学院副教授苏浩建议：在午休前、晚上睡觉前等较为安静的情况下冥想。要进入冥想，必须尽可能专注。刚开始时，可以想一些与生活贴近的、感到开心的事，比如难忘的旅行、美食等，体会内心的愉悦与平静，任思绪飘散，身体跟着放松。人冥想时，鼻吸口呼，动作要慢且深长。

走进森林

到过森林的人都知道，在森林中人会感到很舒服，心情很平稳。有人认为是因森林中的景色美，有人认为是因空气好。

在生活节奏日益快捷的今天，越来越多的人开始尝试森林疗法。人们来到树林，用眼睛观察树木，用手拥抱它们，然后闭上眼睛感受。来感受森林疗法的人表示，树木不但带给人们宁静，让人感到依靠，更缓解了生活压力，让人重新找到了生活意义。法国科学家通过对两组分别在城市和树林里散步数小时的人群进行血、尿液分析,结果发现,在树林中散步者体内引发焦虑的荷尔蒙要比另一组低12%。心理学家认为,人与自然环境有较强的亲和力,在安静优美的森林中会觉得心情很平静、很平和。

日本研究人员认为,当我们呼吸森林空气时,可以吸收有益物质。研究已经确定了三种可以让我们更健康的主要因子,分别是有益菌、植物精油和负离子。

为了心情平稳,为了健康长寿,请经常到森林走走。

其他

◆读书

读书使人增长知识、明了道理、增进涵养、开阔心胸,因而能客观看待一切事物,保持心境平和。这是非常有益于健康的状态。从这个意义上讲,读书可养身心是非常有道理的。美国耶鲁大学公共卫生学院最近开展的一项研究发现,常读书的人比从不读书的人平均多活两年。一项在伊朗开展的有关老年人阅读的研究表明,阅读对老年人心理健康有显著影响,可以缓解偏执意念、焦虑、人际敏感等问题。

◆情感倾诉

在遇到不好的事情的时候,可以寻找同伴诉说自己的心情,这样不良情绪可以得到很大缓解,还可以从友人的经验中找到一些宝贵的解决经验。最好再和朋友一起听听音乐、散散步。

◆转移注意力

当心情不好的时候,不妨将自己的注意力从烦恼的事情上移开,注意周围的其他事情,或试着做别的事,或离开让人烦恼的场所去运动(打球、跑步、散步),去看场戏或电影。或退一步,不斤斤计较眼前得失,想些美好的事情。

积极的心态

107 岁的邵逸夫是香港广播有限公司前名誉主席。从前,有人问他养生秘诀。邵逸夫笑着回答:"一是勤奋工作,二是笑口常开。"90 岁以前,邵逸夫每天都去上班。

有积极心态的人一般都健康长寿。人生有目标就会感到活着的意义,才会振作精神去实现目标,去享受达到目标的快乐。古人云:"有德则乐,乐则能久。"这说明人生有目标,有积极进取的心,就能长寿。有则报道说:目标感很强,对健康有益,因为生活中是否有追求,决定了一个人的心态,进而决定其生理状况。

医学早就发现,人退休后,因人生目标突然消失,身体和精神健康状况均会急剧下降。死亡成了唯一的"目标",那么隐藏在潜意识里的自毁机制就会悄然启动,让身体每况愈下。如果一个人有目标,就会有积极的心态,努力去寻找实现目标的途径,就会勤于用脑。科学家发现,勤于思考的人脑血管经常处于舒展状态,从而保养了脑细胞，使大脑不过早衰老。

2017年3月，《柳叶刀》杂志刊登了有关中国老年人（80岁以上）健康分析报告，提示更阳光积极的生活态度能更加长寿。有一项从20世纪20年代开始的研究，跟踪调查了1500多名儿童，直到他们成年、进入老年最后去世为止。该调查结果发现，勤奋、谨慎的人寿命更长。

2019年5月，《美国医学会杂志》刊登了一篇研究报告。研究人员分析了7000名50岁以上美国人，受访者平均年龄为68.6岁。结果显示，生活目标评分最低的人，与评分最高的人相比，因各种原因而死亡的风险要高1.43倍。

加拿大多伦多大学和美国得克萨斯大学阿灵顿分校的研究人员对1.2万名18岁以上的参与者进行了18年的追踪调查，前后展开了9次访谈，并记录了死亡数据。分析结果显示，对人生持消极态度的人全因死亡风险增加了19%。

英国一项大型研究对3400名退休公务员进行了跟踪。结果发现，这些人退休后短期记忆力衰退的速度快了近40%。研究人员警告说，缺乏有规律的刺激似乎会重创认知功能，加快记忆丧失和痴呆的速度。英国曼彻斯特商学院组织心理学专家凯里·库珀教授说，这项研究证实了此前的研究结果，即"用进废退"。

韩国一项针对110多万老年人的研究发现，懒得动，死亡风险更高。明代养生家吕坤在《呻吟语》说："心要常操,身要常劳,心愈操愈明,身愈劳愈健,但自不可过耳。"操心不过分,对身体大有裨益。这和华佗的"人欲得劳动,但不当使其耳"是一样的道理。南宋陆九渊说："精神不运则愚,血脉不过则病。"

心理专家研究证明,人的情绪因素与免疫功能有着密切的关系,积极的心理状态可以增强大脑皮层的功能,提高神经系统的活力,使自身免疫功能和抗病能力都大大提高。人的信心及信念能够充分调动体内的巨大潜能,通过调整、替代、补偿、重新组合等一系列的生理过程,使组织和细胞的功能与代谢趋于正常化,建立起新的平衡。而如果一个人对自己的健康失去了信念,他的情绪会极其低落,免疫功能也会急剧下降,血液中的淋巴细胞日渐减少。

如何才能有颗积极的心?拿破仑·希尔说过一个名叫沙都·逊达·辛格的故事。有一天,辛格和一个旅伴穿越喜马拉雅山脉的某个山口,他们看到一个躺在雪地上的人。辛格想停下来帮助那个人,但他的同伴说："如果我们带上他这个累赘,我们就会丢掉自己的命。"但辛格不想丢下这个人,不想让他死在冰天雪地之中。当他的旅伴跟他告别时,辛格把那个人抱起来,放在自己背上,使尽力气背着这个人往前走。渐渐地,辛格的体温使这个冻僵的身躯温暖起来,人活过来了。不久,两个人并肩前进。但当他们赶上那个旅伴时,却发现那个旅伴被冻死了。

做一个有道德的人

道德是社会意识形态之一。道德修养是中国传统观念中最为看中的大事，是做人的基本点和出发点。孔子将道德修养与人的寿命联系在一起，指出"仁者寿"。《礼记·中庸》说，大德"必得其寿"。这就是说，一个人要健康长寿，必须把道德修养放在首位。德是养生之根，德高寿长。世界卫生组织把道德修养纳入现代健康的范畴。《黄帝内经》认为"德全不危"。明代的王文禄在《医先》中明确地提出"养生、养德无二术"。

古人云："有德则乐，乐则长寿。"因为，有德之人常常能在施德于人的同时得到宽慰、享受、幸福和快乐。大音乐家贝多芬说："使人幸福的是德行。"

经济供养、生活照料、精神慰藉，是中国人从古至今践行孝道的基本内容。以孝为本是中华民族源远流长的人伦规范。关心家人有助于长寿。一个国际研究小组发现，那些照顾孙子、外孙的老年人要比不照顾的老年人寿命更长。越来越多的证据表明，从事志愿服务与良好的健康和幸福结果之间存在着强烈的相关性。经常做志愿工作等活动能延寿 7 年左右。舍得，是一种良好心态，是一种长寿之道。德国最新研究发现，慷慨大方的人寿命长。医学研究发现，给予他人物质上的帮助，能使致死率降低 42%；给予他人精神上的支持，能使致死率降低 30%。帮助他人，常做好事，心中会产生一种难以言喻的愉悦感和自豪感,进而降低体内的压力激素水平,促进益性激素分泌。

🐟 参加集体活动,勤奋工作

前面说过,人的各种功能是"用进废退"的,为了体能不过早衰退,我们要参加集体活动、勤奋工作。有专家说,经常参加社交活动是长寿的一个因素,经常与亲朋好友联络的人更长寿。如果你的朋友不多,就多参加社会组织或者志愿工作。在交往过程中,给予他人帮助,有益长寿。

国外心理学专家研究发现,世界上最忙碌的名人们,通常要比普通人的寿命高出 29%;外出工作的妇女要比家庭妇女发病率低,不工作的人比有工作的人健康状况差。美国有人做过一项调查,失业率每增加 1%,死亡率就增加 2%。

老年人要学会重拾老友、结交新友,时常和老同学、老邻居、老同事通电话,交流生活新近变化,回忆过去的趣事,偶尔相约聚餐、散步、旅行。美国加州大学一项针对 60 岁以上人群的研究证实,没有朋友、常感孤独的老年人,血压比同龄人高4000 帕,患心脏病、脑卒中风险高 2 倍,患癌风险高 2~3 倍,寿命少了 6 年。

美国哈佛医学院公卫学院的医生发现,更多社交生活会延长人的寿命。一项在美国宾州罗塞托镇的长期研究发现,这个小镇镇民死于心脏病的比例非常低，原因是该镇的人都是意大利移民，他们有很强社区组织和乡里的支持感。

闲聊也是有益于健康长寿的一种活动。俗话说，话是开肠散，笑是健身剂。聊天是一种人际交流、抒发情感、增添情趣、减轻精神压力、疏导压抑的方式。科学家指出：许多国家的女性平均寿命比男性长，其原因之一，就是女性比男性喜欢闲聊。因此，应当多多与人进行交谈，不寡言少语。最新一项研究表明，在通勤途中、游玩路上、社交网络里与陌生人聊天能提高幸福指数。美国哈佛大学一支研究团队计算了来自8个国家5万多人的"社交组合"，分析结果显示，那些与更广泛人群互动交流的人拥有更强的幸福感。

美国《衰老》杂志刊登的中美科学家联合完成的一项大规模队列研究报告，共涉及11914名中国成年人。结果发现，孤独和不快乐会加速衰老进程。

《美国医学会杂志》刊载的一篇研究报告表明，老年人如果被社会孤立或没有朋友，无论是死亡率还是住院后致残率都更高。相反，朋友多的老年人可能更加健康长寿。科学家们发现，更加丰富的人际关系（与朋友、家人、社区的多方交流）能够为生活带来一系列正能量。社交活跃程度会对一个人的生活方式产生重大影响，社交广的人能得到更多的支持。更多地接触外部世界，有助于人们改善生活方式，吃得更健康，运动更多。如老朋友在一起出于社交需求会经常组织休闲活动,打牌、唱歌、跳舞、旅游、散步等,这些都能降低患慢性病风险。日本东北大学研究人员对 1.2 万名 65 岁及以上人群 11 年的调查结果也表明,想要充分延长健康预期寿命,活跃的社交圈不可少。

参加娱乐活动

科学研究证明,老年人玩玩具对提高大脑活力,预防老年痴呆有很多益处。高歌能促健康延寿命。世界卫生组织把唱歌列为有益健康的生活方式,唱歌不仅能陶冶情操,还能促进健康延长寿命。

读书

西汉学者刘向说:"书犹药也,善读之可以医愚。"同样,书犹药也,老来善读健身心。美国耶鲁大学的公共健康专家进行了一项长期调查,在过去的 11 年中,他们跟踪记录了 3600 名 50 岁以上男性和女性的健康与阅读习惯。研究期间,超过四分之一的研究对象死亡。研究表明,每天读书的时间越长(哪怕只有半小时),寿命就越长。数据显示,截至五分之一的研究对象死亡时,爱读书的人比不爱读书的人平均寿命长近 2 岁。

快乐的心态

笑一笑，十年少；愁一愁，白了头。这说明人的衰老与情绪有关。有德则乐，乐则长寿。知足者常乐，常乐者长寿，可见有德和知足是通过"乐"来长寿的。

2018 年，山东省第四届寿星榜单发布。该榜单通过对百岁寿星梳理发现，寿星们的饮食、习惯、养生方法等不尽相同，乐观开朗是唯一共性。四川成都市老龄委曾对全市 720 名百岁老人进行调查，其中 89.17% 都是乐天派，心态好是他们唯一的共性。

美国波士顿大学医学院发布的一项新研究称，乐观的人活到 85 岁及以上的概率更大。在这项新研究中，研究人员将两项大型长期研究的数据结合起来：一项是护士健康研究，涵盖 69744 名女性；另一项为退伍军人事务部老龄化研究，涉及 1429 名男性。研究人员通过问卷调查评估受试者对未来的看法及整体健康状况，并对女性、男性受试者分别进行了 10 年、30 年的追踪回访。

按照乐观程度,研究人员将参与者分为最高组、高低组和中间组。
与最低组比,最乐观女性的平均寿命高 15%,活到 85 岁的概率至
少高 1.5 倍;最乐观男性的平均寿命高 11%,活到 85 岁的概率高
1.7 倍。由此可见,乐观水平与寿命之间相关性很高。

　　瑞士巴塞尔大学开展的一项新研究发现,相较于笑容程度,
笑容的频度与心理健康关联性更高,多笑比大笑更延年益寿。

快乐的笑对人有什么影响

◆提高免疫力

　　美国洛马林达大学的李伯克博士研究发现,笑可以降低人体
的炎症水平,并提高 K 淋巴细胞(免疫细胞的一种,在抗病毒、寄
生虫、肿瘤等方面发挥作用)的活性。因此,笑有助于增强机体免
疫系统功能,保护身体免受疾病侵害。

◆减肥

　　美国范德堡大学医学中心的研究人员表示,笑虽然不能取代
运动锻炼,但是笑声持续 10~15 分钟,可以燃烧高达 40 卡路里
(约含 0.17 千焦)的热量。

◆减少血管疾病的发生

　　笑能使人卸去压力,保护血管内壁,从而降低心脏病发作的

概率。日本研究人员发现，笑能使体内器官的血流量增加，血液循环得到改善。

◆促进肺功能

我们发笑的时候，鼻、口张开，肺部扩张，肺活量增加，吸入大量氧气，带出二氧化碳。

◆促进消化

笑也是一种有效的消化剂。良好的情绪发泄可增加消化液的分泌，喜悦的笑声能促进消化道的活动，从而增进食欲，有助于食物的消化和吸收，增强肠胃功能。

◆舒解压力

笑是最好的放松法，笑时大脑的愉快中枢会兴奋，对身心有益。在面对压力与负面情绪时，努力假笑也会刺激大脑中与愉快感觉有关的相关区域。科学家们在一项新研究中发现，笑一次可以使人体中的皮质醇、肾上腺素和多巴克这三种压力激素水平分别降低 39%、70% 和 38%。

◆改善睡眠

笑是一种天然的镇静剂，可以驱散忧愁，缓解紧张情绪，让人心归于平静。

◆止痛与降压作用

当我们笑时,大脑的神经细胞就会释放出一种叫 β‒内啡肽物质。它是一种没有副作用的止痛剂,也是大脑中负责传递产生快感和止痛信息的激素。β‒内啡肽物质能使体内皮质组织等部分血管壁放松,达到修复血管,降低血压的效果。

快乐的心情从哪里来

◆从自己的价值观找快乐

"一箪食,一瓢饮,在陋巷,人不堪其忧,回也不改其乐。"这是孔子对弟子颜回的高度称赞。颜回一心追求儒学,淡泊对待别人难以承受的艰苦生活,在学习中得到快乐。

孟子认为,人生幸福的真谛是"三乐":"父母俱存,兄弟无故,一乐也;仰不愧于天,俯不怍于人,二乐也;得天下英才而教育之,三乐也。"

中国突出环境保护人士张兴云为保护环境,离开繁华都市,独自吃住在荒山秃岭,过着孤独、饥饿、寒冷的生活。当他想着在他的努力下荒山秃岭会变成茂密的森林,他内心很快乐。

早些年,法国也有人独自在荒凉的土地上种树。他一天又一天,一年又一年不辞辛劳地播种栽树,把荒山变成了森林。这时,土地肥沃了,各种植物在这里绽放,小鸟飞来在这里筑巢,原先逃离此地的人们又欢快地回来,在这里幸福地生活着。看到这种景象,这个法国人特别有成就感。这个故事告诉我们:为他人栽种希望之树,就是为自己培养幸福快乐。

送人玫瑰手有余香。我们对身边人的一个微笑,或帮他们做点什么,这样就会使别人快乐的同时自己也能快乐。如贝多芬所说:"使人幸福的是德行。"古人云:"有德则乐。"

心理咨询师马健认为,慷慨的人去帮助那些需要帮助的人,这能够证明他的社会价值,也能增加自我满足感。另外,从生理的角度而言,一个人在愉悦的状态下,体内会分泌催产素,会让一个人获得更多的幸福感。苏黎世大学经济系的菲利普托布勒教授表示,不是做到自我牺牲那种程度才会使人感觉更开心,只是些许的慷慨也会有效。

人生在世,每个人都有自己的价值。老师向学生传授知识,老师从教好学生的价值中得到快乐;学生因没虚度光阴,从老师那里获得知识而快乐;家长向学校付学费,因尽了为人父母的责任而快乐。在一桩买卖中,买方因买来了自己想要的东西而快乐;卖方因满足了别人的需求而快乐。在一场博弈中,胜方因胜利而快乐,输方也不应痛苦。常言说:"失败乃成功之母。"输方应该为能从失败教训中找到下次胜利的机会而快乐。

◆要看到事物光明的一面

事物都有两面性,既有阴暗的一面,又有光明的一面。我们不能只盯着阴暗面,以防沉浸在黑暗里不能自拔。唯有看到光明面,心向光明,我们的心情才会快乐。

里根是美国第40任总统,他的乐观和自信给世人留下了深刻的印象。他的这种性格来源于他的少年时代。有一次,父母把他锁在堆着马粪的屋子里,让他体验生活艰辛。过了一段时间,父母去看他,见他不但没有哭闹,反而兴致勃勃地铲着那些马粪。里根对着惊讶的父母兴奋地说道:"周围这么多马粪,在这附近的什么地方,准有个小马驹。"

汽车巨子亨利·福特在年轻时担任过工程师的职务。有一次,他带队修筑一条河堤,不料,突然来了一场暴风雨,大水淹没了所有的机器设备,辛苦构筑的工程也全遭摧毁。洪水退去之后,工人们望着遍地的泥泞与东倒西歪的机器,不禁悲从中来。福特却说:"我只看到蔚蓝的晴空,泥土抗拒不了阳光照射,不久泥土就会结块,我们就能重新开动推土机了。"

◆从自己的工作中寻找快乐

劳动是生活的一部分,工作是劳动的一部分。劳动分脑力劳动和体力劳动。凡是正常的人都需要劳动,因为劳动是人类维持生存和发展的唯一手段。由于对工作(劳动)的认识不同,工作会产生两个相反的感受,有的是快乐,有的是痛苦。

约翰·戴维森·洛克菲勒是美国实业家、慈善家,19世纪第一个亿万富翁,人称"石油大王"。他给儿子的一封信中有段话:

"天堂与地狱都由自己建造。如果你赋予工作意义,不论工作大小,你都会感到快乐,自我设定的成绩不论高低,都会使人对工作产生乐趣。如果你不喜欢做的话,任何简单的事都会变得困难、无趣。当你叫喊着这个工作很累人时,即使你不卖力气,也会感到筋疲力竭,反之就大不相同。如果你视工作为一种乐趣,人生就是天堂;如果你视工作为一种义务,人生就是地狱。"

张兴云在荒山秃岭种树,过着孤独饥寒的生活,他的心情并不痛苦,而是快乐的。记者对张兴云作了采访,采访的记录是:"老张朴实、憨厚的笑容""荒山变成了绿地,年轻的张兴云变成了如今面带沧桑的老张,但满带成就感的笑容就能说明他根本没有后悔让这大山把自己变老""听到我们希望在他所承包的土地上搞一片林子,老张非常高兴"。

生物学家童第周怀揣对生物学的浓厚兴趣。纵使是在李庄的田野沟渠间,人跑蛙跳、你追我赶、泥水四溅,仍坚持着学术研究,沉浸在生物学的乐趣之中,全然将生活的不如意抛于九霄云外。

吴明珠是中国工程院院士,著名的甜瓜、西瓜育种专家。为了工作,她从北京来到新疆工作60多年。在新疆,她住过废弃的窑洞,曾钻进雪山下的深山老林几天不出来,常常顶着烈日在试验田里培育小小秧苗。尽管工作和生活非常艰苦,但吴明珠内心还是快乐的,她说:"种瓜是我的生命。一天不去瓜地,我就觉得难受,就好像母亲一天看不到自己的孩子。"她还说:"有追求就会活得很开心。"

工作为什么会令人感到快乐？因为工作让我们有机会为社会为家人同时也为自己谋求福利。工作能够展现个人能力，同时也会得到大家的尊重。工作能磨砺一个人克服困难的意志，使精神面貌得到提升。工作能使一个人的能力不断提高。工作中有机会接触更多的人，遇到与自己志同道合的朋友。

◆探索新地方、体验新事物

探索新地方能改善情绪。美国纽约大学和迈阿密大学的心理学家发现，新鲜多样化的经历较多的人幸福感更高。他们研究选取居住在纽约或者迈阿密的 132 人作为研究对象。结果发现，在人们身体位置变化多的日子里，比如去了多个地方，或者去了新地方，他们的情绪评价都是积极的，通常用"快乐""兴奋""放松"等词汇来形容自己的情绪。

生活内容丰富能提高幸福感。发表在英国《自然神经科学》杂志的研究论文表明，人们日常探索周围环境所体验到的新奇和多样，能让人提高幸福感，对生活更满意。研究人员指出，即使日常的身体或精神活动发生了一些小变化，比如在家锻炼、绕街区散步、换一条线路去杂货店或药房，也可能产生类似的有益效果。研究者解释说，人们在生活中有更多变化时，会感到更快乐；而积极的情绪可能促使人们更频繁地寻找这些有益的经历。所以，多体验新事物，比如尝试新的跑步线路、吃不同的食物、更新歌单，尽情享受生活中的一些新奇的事情，就会变得更快乐。

◆感恩

感恩是因意识到被给予而自发认为是被恩赐或被爱，从而有感谢对方的意愿产生的心理活动或现实行动。感恩是一个具备善良品质的人应有的特征之一。

感恩是一种美德，感恩心理有助身心健康，感恩会让我们感觉更幸福。当我们开心时，感恩能让我们的快乐感和幸福感更上一层楼，如同锦上添花；当遇到挫折和困境时，感谢帮助、支持的朋友，感恩能咬牙坚持的自己，能让我们更适应环境、克服逆境。感恩能让我们更热爱生活，让我们振作精神去实现价值目标。

因感恩心理而产生的感激、满足、愉悦等积极心情可促进脑部加速释放出包括多巴胺和 5- 羟色胺在内的让人"愉悦"的化学物质，让人感到快乐。感恩心理还会影响人们血液中某些特殊蛋白质的含量。而这些蛋白质含量的异常则会导致人们患上慢性炎症，继而引发一系列慢性的健康问题，如癌症、糖尿病和心脏病。临床研究发现，心脏衰竭的患者，其感恩水平越高，体内的炎症生物标记越少，心脏运行的功能越强。

美国杜克大学证实，不论是对父母、配偶、子女、朋友甚至陌生人的感恩，还是对大自然、社会的感恩，也不论是用说的、写的，或者默默地、自言自语的等方式的感恩，都明显有助身心健康。

◆玩

玩，男女老幼谁不喜欢玩？不仅是人喜欢玩，就连天上飞的鸟、水里游的鱼、地上跑的动物也喜欢闹着玩。神经学专家捷安克研究发现，老鼠在玩耍中产生愉悦的情感体验，会笑，会出声。玩是多余精力的释放，能带来快乐。人到这个世间来不是为了寻找苦难，而是为了寻找快乐的。

远古的人们白天打猎采摘野果，夜晚围着篝火跳着唱着，是玩；王羲之与好友会于会稽山阴之兰亭，吟诗作赋饮酒绘画，是玩；苏东坡和几个朋友在月光皎洁的夜里相约乘小船游览赤壁，是玩。宫廷皇官贵族的音乐会、歌舞会，是玩；民间的斗蛐蛐、捏泥人，是玩；襁褓中的小儿时不时地伸伸舌头，握握小拳，你逗他的时候，他还会发笑，因为他在和你玩耍中获得了愉悦。

玩是一种活动，因活动的目的不同，可判断是不是真正的玩。邀请客人吃饭可能是玩，如果为了谈事，那就不是玩；打牌可能是玩，如果是为了赌输赢、拿奖牌那是竞赛，那就不是玩；音乐会、歌舞会上的乐手、歌手、舞者是工作，是为了赚钱，也不是玩。把一块石头雕刻成一件作品是工作吗？不一定，也可能是在玩。养猪是工作吗？不一定，有养猪当宠物玩的。打理花花草草是工作吗？不一定，有人就喜欢打理花草玩。到底什么是玩？科学家认为：动物的玩耍行为必须是非功利性的，是动物自发、自愿的行为，且这种行为能够给它们带来愉快的体验，也就是说动物是冲着快乐的目的去的。由此可见，以上提到的请客谈事、打牌竞赛、乐手歌手舞者的工作属于功利性行为，不是玩；雕刻石头的、养猪的、打理花草的是为了心里快乐，没有功利目的，是玩。

有人认为，玩是暂时快乐，会影响长久的快乐。其实，当你解决了温饱问题之后，人与人比就是心理需求的多或少的区别。穷有穷快乐，富有富快乐，知足者常乐。

想到玩心里就快乐，玩的过程令人快乐，玩的结果令人快乐。如果你解决了温饱问题，觉得财富够了，体能尚有余，那么就多玩玩。常玩常乐，常乐长寿。

◆运动

心情的好坏与大脑分泌出来的内啡肽多少相关。运动可以刺激内啡肽的分泌，使其分泌增多。在内啡肽的激发下，人的身心处于愉快状态。专家提示：并非所有的运动都可以产生这种效果。内啡肽的分泌需要一定的运动强度和一定的运动时间。现在一般认为，中等偏上强度的运动，比如健身操、跑步、登山、羽毛球等，运动30分钟以上才能刺激内啡肽分泌。

◆其他

晒太阳。内容见前面的"晒好太阳喝足水"。

沐浴。当人类进入文明时期，沐浴不只是清洁污垢，更是一种休闲方式，是使人心身愉悦放松的生活情趣。

赏花。赏花能使人心情愉悦,常与花为伴的人很容易健康长寿。常言说:"常在花间走,能活九十九。"

田园生活。田园是树木、蔬菜和庄稼生长的地方,那里空气清新、万物生机勃勃,置身其中能使人心情愉悦。

欣赏艺术品。欣赏艺术品会令人心旷神怡,可在家里客厅、卧室、书房挂上几幅心仪的字画,在案头放雕刻、陶瓷、铜艺作品等。

第五章

适量运动，增强体质

运动养生是采用运动达到养生防病目的的理论与方法。《黄帝内经》记载有通过散步、导引、按跷、吐纳、冥想等运动方法，达到养生防病的目的。

外国有句名言叫"生命在于运动"。经常有人用这句话鼓励大家通过运动锻炼增强体质，延长生命。中国有句老话更能使人理解经常运动锻炼与健康长寿的关系："流水不腐，户枢不蠹。"意思是：常流的水不发臭，常转的门轴不遭虫蛀。

《三国志·华佗传》记载："佗语普曰：'人体欲得劳动……动摇则谷气得消，血脉流通，病不得生，譬犹户枢不朽是也。是以古之仙者为导引之事，熊颈鸱顾，引挽腰体，动诸关节，以求难老。吾有一术，名五禽之戏；一曰虎、二曰鹿、三曰熊、四曰猿、五曰鸟。亦以除疾，并利蹄足，以当导引。体中不快，起作一禽之戏，沾濡汗出，因上着粉，身体轻便，腹中欲食。'普施行之，年九十余，耳目聪明，齿牙完坚。"普按照华佗教的运动方法锻炼，结果活到90多岁了身体仍然健康，耳聪目明，牙齿坚好完整。可见，经常运动锻炼，吃下的食物才好消化吸收，体内的气血才能正常进行，因而能健康长寿。

医学之父希波克拉底说："阳光、空气、水和运动，是生命和健康的源泉。"在奥林匹克运动的故乡——古希腊的埃拉多斯山崖上镌刻着这样一句话："如果你想强壮，跑步吧！如果你想聪明，跑步吧！如果你想健美，跑步吧！"

运动的益处

延年益寿

年龄增长、免疫系统老化、各种疾病多发,是影响健康长寿的主要因素之一。然而,运动锻炼可以提高人体抵御疾病的免疫力。研究发现,适量运动后血液中的免疫细胞数量会增加。

美国西南大学发表在《自然》杂志的一项研究揭开了运动是如何使免疫细胞数量增加、功能增强的谜团。科学家发现,运动带来的机械刺激可以激活骨髓中一种表达机械敏感离子通道蛋白的基质细胞,通过基质细胞分泌干细胞生长因子而促进一种成骨祖细胞的发育。

这种成骨祖细胞不仅可以分化成成骨细胞,促进骨骼生成,还可以分化成一种特殊类型的造血祖细胞,即普通淋巴祖细胞。普通淋巴祖细胞正是抵御感染至关重要的淋巴免疫细胞的祖先。

运动促进普通淋巴祖细胞的发育，自然会导致生成更多淋巴细胞，从而提高抵御病菌感染的免疫力。

随着逐渐变老，我们每条 DNA 链的保护性端粒会磨损和变短。延缓端粒缩短是延长寿命的主要机制。其中，端粒酶活性增加能延缓端粒缩短，适量的运动锻炼能增强端粒酶活性，从而延缓端粒缩短，达到长寿的目的。

人的寿命与血管健康关系密切，心血管疾病与"三高"（高血脂、高血糖、高血压）、肥胖密切相关。运动锻炼对高血脂的有益作用如下：降低过高的血脂水平，保持血脂正常，预防动脉硬化发生；改善脂代谢，提高高密度脂蛋白胆固醇水平，降低低密度脂蛋白胆固醇的浓度。运动锻炼能增强糖代谢功能、改善胰岛素功能。坚持运动可以提高老年人胰岛素敏感性，延缓胰岛素功能衰退。运动锻炼对高血压患者的健康有益主要表现在以下几个方面：第一，降低收缩压和舒张压；第二，改善左心功能；第三，调整自主神经系统功能，降低交感神经系统的兴奋性，改善迷走神经系统张力，缓解小动脉痉挛；第四，扩张活动肌血管，增加毛细血管的密度或数量，改善血液循环和代谢；第五，降低机体对外界刺激的心血管应激反应。对于肥胖者，运动锻炼是减少脂肪最经济有效的方法。因为运动能促进脂肪分解，抑制脂肪合成，促进脂肪的代谢与利用。

齐鲁医学院席波教授等联合美国、澳大利亚、芬兰研究人员，利用美国全国性队列数据进行分析后发现，运动量达标的人可延长寿命,有慢性病者获益更大。分析显示,与运动量不达标的人相比,有氧运动量和力量锻炼达标者死亡风险分别降低 29% 和 11%,两类运动量均达标者全因死亡风险降幅达 40%。另外,在肌力运动、有氧运动及两种运动量达标的人群中,心血管病死亡风险分别降低 18%、35%、50%,癌症死亡和慢性下呼吸道疾病死亡风险也大幅降低。有氧运动量达标的人死于事故和损伤、老年痴呆症、糖尿病、流感和肺炎、肾病的风险也有所降低。研究者还发现,在有氧运动中,高强度运动量达标者的获益略高于轻中度运动量达标者,但两者的获益总体上相当。

2021 年,美国马萨诸塞大学阿默斯特分校体育活动流行病学家阿曼达·帕卢赫博士联合多所高校的研究人员发现,在中年时期每天走 7000 步就可以保持动脉健康,并将死亡风险降低 70%。

改善大脑功能

美国哈佛大学医学院约翰·瑞迪医生在《运动改造人脑》一书中说,运动让人们变得更加聪明,心情更加愉悦,生活更加幸福。运动可以刺激脑干,提供能量,调节大脑内的神经递质,稳定自我情绪,增强学习动力。

运动的时候,大脑皮质管理思维的部分可以得到休息,以缓解大脑疲劳,有利于推迟和减缓大脑衰老。运动可以增加机体免疫力、加快血液流动、促进睡眠及新陈代谢,使人精力充沛,注意力集中。当我们学习时,需要让大脑充分成长,而脑源性神经营养因子的蛋白质就可以帮助大脑成长,延缓脑细胞的死亡。研究表明,20~40分钟的有氧运动可以将血液中的脑源性神经营养因子提高32%。多巴胺是下丘脑和脑垂体的一种关键神经递质,由大脑内部分泌而来。多巴胺会影响人的情绪,也称为快乐因子,大脑分泌越多的多巴胺,人就会变得越快乐。科学证明想要让大脑分泌多巴胺,最有效的方式就是运动。

加拿大韦仕敦大学的运动与健康心理学家发现,轻快速度的散步,哪怕只有20分钟,提高工作记忆的效果就如同早上喝了杯咖啡。

改善肺功能

肺位于胸腔,是呼吸系统的主要器官,也是气体交换的场所。肺功能直接影响日常生活质量和寿命。进行运动锻炼,可使肺功能变强,肺活量增大。进行规律性的长期锻炼,可使呼吸肌变发达、换气量变大,肺功能相应增强。对于肺功能不好的老年人,进行科学有效的步行锻炼,可以明显改善全身缺氧情况,减轻呼吸困难症状,提高运动耐力和生活质量。

增强消化系统功能

运动能加强胃肠道蠕动，促进消化液分泌，加强胃肠消化和吸收功能。改善肠蠕动，能使排便更规律。规律排便对身体排毒及肠道健康很重要。运动还可以增加呼吸深度与频率，促使膈肌上下移动和腹肌较大幅度活动，从而对胃肠道起到按摩作用，改善胃肠道血液循环，加强胃肠道黏膜防御机制，尤其对促进消化性溃疡愈合有积极作用。

攒足肌肉

充足的肌肉量对身体健康有诸多积极影响，合理运动锻炼是攒足肌肉的方法之一。短期运动对肌肉的影响。即刻、短期运动或运动早期对肌肉的影响有限，人体结构和功能变化也不会很大。短时或单次运动对肌肉的影响主要表现为肌肉在恢复过程中会出现"超量恢复"现象，即被消耗的物质水平或活性超过原有数量。长期运动会对肌肉体积、结构、化学成分及肌神经兴奋等多方面产生影响，表现如下：肌肉体积增大；肌肉脂肪减少；肌纤维中线粒体数量增多、体积增大；肌肉内物质成分发生变化，如肌肉中肌糖原、肌球蛋白、肌动蛋白、肌红蛋白和水分含量等都会增加；肌肉内结缔组织增多。合理的运动锻炼，能使肌肉体积增大,力量增强。

预防骨质疏松

运动可以加快全身组织和骨骼的血液循环,增强肌肉收缩和舒张,对骨骼有刺激作用。不断进行运动刺激,可以使骨骼保持正常密度和强度。经常参加运动的人骨量明显高于不参加运动的人,而运动多的一侧骨量要比运动少的一侧多40%以上。国外学者曾对绝经期女性进行调查研究,如每周锻炼3次,每次1小时,全身钙含量可以增加;而不锻炼者,全身钙含量会下降。

对细胞再生和身体功能有益

德国汉诺威医学院的研究人员针对通过体育锻炼对志愿者的细胞再生和身体功能表现进行调查,证实成年人和儿童都可以从定期运动中受益。研究还证实,移植患者也能从运动训练中受益,有运动习惯的移植患者即使进行心脏移植,也可以减少移植后血管损伤的发生。

缩短住院时间

中老年人适度锻炼可缩短住院时间。英国剑桥大学的公共卫生学家发现，40～79岁的男性和女性如果从事某种形式的体育运动，那么他们长期或频繁住院的风险要低25%～27%。在接下来的10年里，不运动的参与者住院时间比至少做一些体育活动（无论是为了工作，还是休闲）的人要多4天。10年后，相同的参与者年龄为50～90岁时，研究者观察到了类似的结果。

有利于戒烟

吸烟对吸烟者本人及周围人的危害很大。在中国，烟草每年导致约100万人死亡，换言之，每30秒左右就有一人因吸烟而离世。有氧运动例如快走、慢跑、游泳、有氧舞蹈、打羽毛球等，被证明有利于戒烟。这可能与运动能比较快捷有效地促进内啡肽、多巴胺分泌有关。内啡肽、多巴胺给大脑带来的快感在大脑里和尼古丁带来的快感是同一个部位，所以运动能抑制抽烟的冲动（用好快感来代替坏快感）。

科学家进行了为期12年的跟踪调查，共研究了43万多名成年人的健康状况和生活习惯。结果发现，每天仅运动15分钟的吸烟者与从不运动的吸烟者相比，戒烟成功的可能性增加55%。此外，科学家还发现，喜欢运动的吸烟者戒烟后复吸的可能性与没有运动习惯的相比减少43%。

根据个体情况选择运动方式、时间及强度

有氧运动与无氧运动

根据锻炼时人体内物质代谢的方式，可以把体育锻炼项目分为有氧运动和无氧运动两大类。

◆有氧运动

有氧运动是指主要以有氧代谢提供运动中所需能量的运动方式。运动负荷与耗氧量呈线性关系。有氧运动除了主要由氧气参与供能外，还要求全身主要肌群参与，运动持续较长并且是有节奏的。有氧运动以有氧分解代谢为主，有以下作用：提高人体对氧的利用，消耗糖分和脂肪；改善体内各器官和系统的生理状态，尤其对改善心血管和肺功能有帮助；促进呼吸、

强化心脏、扩张血管、增加血液循环和组织器官的氧供应。常见的有氧运动有步行、慢跑、爬楼梯、游泳、骑自行车、跳舞、打太极拳、打球等。

◆无氧运动

无氧运动是指肌肉在缺氧的状态下高速剧烈的运动,大部分负荷强度高、瞬间性强。当我们从事的运动非常剧烈或者急速爆发,如举重、百米冲刺、摔跤等,此时机体在瞬间需要大量的能量。而在正常情况下,有氧代谢不能满足身体需求,于是糖就进行无氧代谢,以迅速产生大量能量。这种状态下的运动就是无氧运动。机体以无氧代谢为主提供能量会产生大量丙酮酸、乳酸等中间代谢产物,这些酸性产物堆积在细胞和血液中,会让人感到疲乏无力、肌肉酸痛,还会出现呼吸、心跳加快或心律失常。对心肺功能不佳的人,可能导致不良后果。常见的无氧运动有举重、短跑、跳高、肌力训练等。

被认为"性价比"较高的运动

国际权威医学杂志《柳叶刀》刊发了一篇涉及 120 万人的研究成果,得出下面的结论。

◆只要是运动精神状态就会好一些

团队活动、骑单车、有氧体操,这三种运动方式对人的精神健康最有益。

◆挥拍运动最能降低死亡率

挥拍运动包括网球、羽毛球等,降低全因死亡率的作用最大,可降低 47% 的全因死亡率。降低全因死亡率的运动第二名是游泳,第三名是有氧运动。降低心血管疾病死亡风险的运动项目前三名也是这三类。

◆运动最佳时长为 45~60 分钟

从运动时间来说,最佳时长在 45 ~ 60 分钟。少于 45 分钟,效果减弱;大于 60 分钟,没有更高的受益,可能会产生负效应。从频次来说,不用天天运动,一周运动 3 ~ 5 次受益最高。和持续时间一样,少于和超出都容易获得负收益。所有运动项目里只有散步的频次可以稍高一点,最多一周 6 次。

世界卫生组织的运动建议

世界卫生组织在《关于身体活动有益健康的全球建议》中,针对 5 ~ 17 岁、18 ~ 64 岁和 65 岁及以上三个年龄层提出了实际有用的运动建议。

◆5~17 岁

对于该年龄组的儿童和青少年,身体活动包括在家庭、学校和社区中的玩耍、游戏、体育运动、交通往来、家务劳动、娱乐、体育课或有计划的锻炼等。这些活动能增强心肺、肌肉和骨骼健康,降低慢性传染性疾病风险。建议如下:每天累计至少 60 分钟中等到高强度的身体活动;大多数日常身体活动应该是有氧活动;每周至少应进行 3 次高强度身体活动,包括使肌肉和骨骼强壮的活动。

◆18~64 岁

对于该年龄组的成年人,身体活动包括在日常的休闲活动、交通往来(如步行或骑自行车)、职业活动(如工作)、家务劳动、玩耍、游戏、体育运动或有计划的锻炼等。为了增强心肺、肌肉和骨骼健康,以及减少非传染性疾病和抑郁症风险,建议如下:每星期至少进行 150 分钟中等强度有氧身体活动,或 75 分钟高强度有氧身体活动,或中等和高强度两种活动相当量的组合;为获得更多的健康效益,成年人应增加有氧身体活动,达到每星期 300 分钟中等强度,或每星期 150 分钟高强度有氧身体活动,或中等和高强度两种活动相当量的组合；有氧活动应该每次至少持续 10 分钟；每星期至少有 2 天进行大肌群参与的使肌肉强壮的活动。

◆65 岁及以上

对于该年龄组的老年人，身体活动包括日常的休闲活动、交通往来（如步行或骑车）、职业活动（如果仍然从事工作）、家务劳动、玩耍、游戏、体育运动或有计划的锻炼。为增强心肺、肌肉和骨骼健康，减少非传染性疾病、抑郁症和认知功能下降等风险。建议如下：每星期完成至少 150 分钟中等强度有氧身体活动，或 75 分钟高强度有氧身体活动，或中等和高强度两种活动相当量的组合；每次有氧活动应该至少持续 10 分钟；活动能力差的老年人每星期至少应有 3 天进行增强平衡能力和预防跌倒的活动；每星期至少有 2 天进行大肌群参与的使肌肉力量增强的活动。

注：

运动强度是指运动对人体生理刺激的程度。一般可以用心率和自觉疲劳来表示。

以心率表示：最大心率 =220- 年龄。低等强度运动时的心率是最大心率的 40%～60%；中等强度运动时的心率是最大心率的

60%～70%;高强度运动时的心率是最大心率的 71%～85%。以 39 岁的人为例,最大心率为 220 次/分 -39 次/分 =181 次/分,181 次/分的 60%～70%是 109～127 次/分,也就是说运动时的心率在 109～127 次/分的运动是中等强度的运动。

以自觉疲劳程度来判断:低等强度运动时,自觉疲劳程度较轻;中等强度运动需要中等程度的努力,可明显加快心率。运动时可以聊天,但不能唱歌,自觉疲劳程度稍累,是中等程度运动。中等强度运动包括快走、跳舞、园艺、家务、与儿童一起游戏和体育运动、带宠物散步、搬运中等重量的物品(<20 千克)。高强度运动需要大量体力,会造成呼吸急促和心率显著加快。运动时不能兼顾说话,自觉疲劳程度强。高强度运动包括跑步、快速上坡行走/爬山、快速骑自行车、有氧运动、快速游泳、竞技体育运动和游戏(例如足球、篮球、排球)、搬运沉重物品(>20 千克)。

增强平衡能力和预防跌倒的活动:跌倒是 65 岁以上老年人受伤和死亡的主要原因。我国每年约有 4000 万老年人跌倒,其中40%～70%的跌倒伤害需要就医。所以,防摔是老年人生活应注意事项中的重中之重,练习几个动作,可以促进平衡,防止摔倒。原地高抬腿:匀速缓慢地抬腿,感受肌肉的发力。剪刀腿:腿从侧面抬起,注意脚尖要向前。另外,做动作时上身最好挺直,不能大幅度摇晃。不倒翁:手扶着椅背,将身体重心在脚后跟与脚尖之间反复转移。后移时,脚尖起翘;前置时,踮起脚后跟。整个动作匀速,有节奏地进行。凌波微步：脚尖贴着脚后跟走路，注意身体平衡，并尽量做到能走一条直线。步步高升：当家里的台阶两边都有扶梯时，可以扶着两边的扶梯做抬腿踩楼梯台阶的动作，当身体习惯了这个抬腿高度，爬楼梯就不容易摔倒。金鸡独立：单腿站立后闭上眼睛，晚上边刷牙边练习是个一举两得的好办法。每组动作分左右腿，每组练习 10 次。

适合中老年人及体质弱者的运动方式

无汗运动是一种低耗能运动，也称为"适度运动""轻运动"。研究表明，长期参加无汗运动的人，比不参加任何运动或偶尔进行剧烈运动的人，死亡率可降低 2.5 倍，心脑血管疾病、糖尿病、老年痴呆的发病率可降低 35% 左右。无汗运动只是将运动强度降低一些而已，散步、步行、慢跑、游泳、跳舞等都算无汗运动。

步行回家。只要时间控制在 1 小时内，就算"轻运动"；在家里做做操，哪怕每次时间很短，如能坚持 1 个月以上，也是效果明显的"轻运动"。

普通散步：用慢速（每分钟 60～70 步）或中速（每分钟 80～90 步），每次 30～60 分钟，用于一般保健。

快速步行：每小时步行 5～7 千米，每次 30～60 分钟，有利于老年人增强心肺功能和减轻体重，但是要循序渐进。

定量步行:又叫医疗步行,包括在坡地和平地上步行。例如,在 3° 斜坡的路上散步 2 千米,或沿 3° ~ 5° 斜坡的路上散步 15 分钟。这种定量步行可防治心血管系统的慢性病或肥胖病。

美国匹兹堡大学最新一项研究发现,70 岁以后仍然进行恰当的、积极的运动,可显著改善身体灵活性,进而减少跌倒和致残概率。运动从来不言迟,70 岁之后运动也同样可改善肌肉骨骼功能,增强体质改善健康。

运动过程中的注意事项

运动要适量

古代名医华佗曰："人体欲得劳动,但不当使极耳。"大概意思是:人体要劳动、运动,但不能过量。运动要根据自身实际情况量力而为,不能盲目追求运动量和运动成绩,否则就会出现我们前面所说的过度运动。过度运动可能会导致体内自由基数量迅速增加、免疫功能下降、加快衰老,甚至增加患心血管疾病的风险。如果造成肌细胞损伤,则肌肉不但没有增长,反而会减少。

运动适度的表现:在运动过程中感到心胸舒畅、体温平稳,有轻度疲劳感,但无心慌、气喘、头晕的现象;运动锻炼后食欲良好、睡眠质量提高,次日晨起精神饱满,血压平稳。锻炼后有轻度的肌肉酸痛属正常现象。

运动量、运动强度过大的表现:在运动过程中觉得非常疲劳,出现反应速度减慢、面部潮红、大量出汗、心慌、气短、头晕、肌肉反应明显,活动时不协调、体温升高、极度口渴等。运动后恢复时间延长(运动结束后 5 ~ 10 分钟,脉搏恢复不到安静时的水平),晚上睡眠质量下降(如入睡难、易醒、多梦、嗜睡),次日晨起精神不佳、脉搏比平时快,肌肉酸痛明显。

运动前注意热身

运动前做好热身很有必要,为的是提高身体温度及促进血液循环,并且使体内的心血管系统、呼吸系统、神经系统及肌肉骨骼关节等能逐渐适应即将面临的运动锻炼,降低受伤概率。最佳的热身方法是暖身加目标肌群的预刺激,一个好的热身过程其实10 分钟就足够了。科学的热身方式包括转动关节、慢跑、单腿跳跃、高抬腿等,注意别单做一项,多项一起做才有效果。

运动后注意恢复

恢复是指人体在运动结束后,各种生理机能和运动消耗的能源物质逐步恢复到运动前水平的变化过程。运动后,要抓住 48 小时黄金恢复期。首先,运动后的 48 小时内应多喝水,尤其在夏季更应该大量补水。研究显示,人体在大量运动后摄取 100~150 克的葡萄糖不仅可以补充运动中消耗的热能,还可以恢复血糖水平。其次，运动后多吃一些碱性的食物（如海带、紫菜），各种新鲜蔬菜水果、豆制品、乳制品和含有丰富蛋白质与维生素的动物肝脏等。这些食物经消化吸收后，可以迅速降低血液酸度，中和人体酸碱度，减轻人体疲劳感。再次，运动后要保证充足睡眠和良好心情，并保证一定时间的午睡。散步、听音乐、下棋等积极的休息方式，对肌肉、精神的疲劳有良好的缓解作用。最后，当运动后极度疲劳且身体没有出现肿胀、疼痛的情况下可以按摩，但要轻度按摩，切忌大力揉捏，每个部位 10 分钟为宜。若 48 小时内有肿胀和疼痛，则不可按摩和热敷，但 48 小时之后出现酸胀还是可以热敷的。若热敷后仍有水肿或疼痛症状，建议到医院检查，确定是否有拉伤或扭伤。

健走和慢跑

健走

中国疾病预防控制中心制订了"健走八大金标准"。

①百会上引

人的头顶上有个百会穴，位于头顶正中线与两耳尖连线的交叉处。百会上引是指百会部位要感觉像有根绳子往上提拉，垂直向上牵引。健走时保持这个姿势是为了避免颈肩过度前倾，让颈椎自然摆正，避免长时间压迫椎管内的神经和血管，防止出现头晕、缺氧等情况。

②耳朵尖、肩膀头、胯骨轴呈三点一线

健走时从侧面看，耳朵上峰位置点（耳朵尖）、肩峰位置点（肩膀头）和股骨大转子凸起点（胯骨轴）要呈三点一线。这样做是为了避免驼背，塑造良好的上身姿态，缓解背部疲劳和背部肌肉松弛的情况。

③弯臂摆动幅度要大

一般走路时,人们的手臂基本是直臂摆动,而跑步时是弯臂摆动。健走同样要求弯臂摆动,即大臂和小臂之间呈 90° 直角。直臂摆动在行进的过程中离心力过高,会导致血液回流不畅,特别是老年人可能出现手臂麻、胀的感觉,影响末梢神经。而弯臂摆动则可避免这样的问题。在弯臂摆动中,手臂沿体侧前后摆动,幅度稍大些才能更好地锻炼上肢。

④转动躯干

对于想甩掉腹部脂肪的人,在健走时转动躯干很有必要。具体做法是,弯臂摆动带动肩膀前后摆动,左臂向前摆带动左肩向前,右臂向前摆动带动右肩向前,从而让腰腹部更好地运动起来,健身减脂。

⑤步幅约为身高的一半

健走的步幅由身高决定:身高 × 0.45 ≤ 最合理步幅 ≤ 身高 × 0.5,也就是接近身高的一半。步幅过小会导致小腿肌肉过粗,同时容易出现酸痛的感觉,让人感到疲惫。而步幅过大会对膝关节形成较大的冲击力。

⑥保持速度

在走的过程中保持一定的速度,才能更好地提高心肺功能。一般来说,健走的速度为:男士每分钟 90～130 步,女士每分钟 80～120 步。

⑦脚跟先着地,然后脚尖蹬地向前

在走的过程中, 先让脚跟着地过渡到脚前掌再蹬身离地,这是一个完整的着力过程,能避免脚前掌走路带来的足底疼痛和小腿肌肉紧张问题。

⑧一口气走30～40分钟

在固定的 30～40 分钟,一口气走下来,避免走走停停,这样锻炼效果才明显。

慢跑

慢跑能消耗热量,增加肌肉与增强肌耐力,改善心肺功能,减轻心理压力,提高生活品质。

慢跑是一种中等强度的有氧运动,主要是以较慢或中等的节奏来跑完一段相对较长的距离,从而达到热身或锻炼的目的。慢跑时,应注意做到以下几点。

①跑前装备与热身

第一,选择一双舒适的跑鞋。第二,跑之前先做 5～10 分钟的准备活动,如活动手腕和脚腕、压腿、转膝关节、躺在垫子上进行静力伸展等。

②跑步的正确方法

慢跑的姿势是:抬头挺胸,头部及上半身略向前倾,与地平面成 85° 左右,两眼平视前方,双手松握空拳,肘关节前屈成 90° 并平行置于体侧,双脚交替腾空、蹬地,脚掌离地约 10 厘米。慢跑时,全身肌肉放松,用轻快而略带弹跳的步伐前进,脚的前半部先着地,蹬地时亦为前半部用力,上肢屈肘保持 60°～90°,在身体左右侧平行地自然摆动。注意呼吸要自然,鼻吸鼻呼或鼻吸口呼,必要时口鼻同时呼吸。

③跑时要保持匀速

跑步时,心率不要超过最高心率范围(用 180 次 / 分或 170 次 /分减去自身的年龄),每次跑 30 分钟左右,循序渐进,每周最好进行 3～5 次。

④跑时的注意事项

慢跑中应注意,脚掌不应有擦地动作,否则会加大前进阻力,使脚掌疲劳、碰伤,甚至使人摔倒。要量力而跑,跑步过程中如遇胸部有紧束感、心悸气促、头昏等情况,切勿突然停跑,而要改跑为走,慢慢停止。

⑤跑后的整理活动

跑完后,不宜突然停止或坐下、躺下,以防出现头晕等不适症状。应放慢速度,继续跑或走 3～5 分钟,同时做些上肢放松活动,让心率慢慢降下来。

第六章

注重饮食，
保持身体健康

中国有个耳熟能详的寓言故事:"螳螂捕蝉,黄雀在后。"从另一个角度看,这就是一个动物吃食物的故事。螳螂吃蝉,黄雀又吃螳螂。自然界的生物种类繁多,形态各异,但他们有一个共性,即捕食。生物界每时每刻都在发生食与被食的故事。

食物链是英国动物生态学家埃尔顿于 1927 年首次提出来的生态学术语。它是指生态系统中各种动植物和微生物之间由于摄食关系而形成的一种联系,这种联系就像链条一样,一环扣一环。

生物之间为什么不能彼此相安无事,而一定要把对方当做食物?因为活着的生物要进行新陈代谢,要生长发育和繁殖,而这一切都需要补充物质和能量。高等级生物的物质和能量主要从其他生物体获得,如螳螂从蝉获得,黄雀从螳螂获得。生物离不开食物,没有食物生物就会死亡。生物个体从生到死都在寻找和进食食物。

现在,大家面临的主要问题不是寻找食物填饱肚子,而是怎样才能吃出健康长寿。人类通过不断探索,已经在健康饮食方面积累了很多经验。那么,具体要怎么吃呢?我认为健康饮食主要分两个方面:一个是饮食有节,一个是以食为药。

饮食有节,气血充足

　　合理膳食直接关系个体生命质量的高低。饮食合理得当机体就会有充足的营养供给,气血就充足,五脏六腑功能就健全。否则就会造成脏腑功能失调,出现各种病理变化。古代医药学家陶弘景曰:"百病横夭,多由饮食,饮食之患过于声色,声色可绝之逾年,饮食不可废之一日,为益亦多,为患亦切。"可见,合理膳食对人的健康十分重要,否则将有损年命。营养素于身体而言,就像水泥、沙石、钢筋之于房子,是构成身体的基本材料和维护生命的物质基础。我们的身体具有完善的新陈代谢机制,只要补充足够的材料,它就能完成自我修复。但如果房子太旧了,可能还没来得及动工就倒塌了。所以,我们要赶在身体这座旧房子还没有倒塌之前,就用健康的食物来"添砖加瓦"。

　　合理膳食分为吃什么和怎么吃。吃什么指的是所吃食物的品种和数量。食物是人类赖以生存的物质基础,供给人体必需的各类营养素。不同的食物所含营养素的数量与质量不同,因此膳食中的食物组成是否合理,对于维持机体的生理功能、生长发育、促进健康及预防疾病至关重要。怎么吃东西也很重要,没做好同样损害健康。如:吃东西的时间没安排好,不吃早餐,或吃夜宵,或有一餐没一餐;吃东西的量没掌握好,出现饥一顿饱一顿;吃东西的速度没控制好,如狼吞虎咽;因没注意所食食物的温度,出现食物过烫或过冷;一边吃东西,一边看手机、电视;一边吃东西,一边谈笑风生。不好好吃东西为什么会影响健康?《黄帝内经》养生总则告诫人们应"饮食有节",也就是说:饮食应有时(进食时间、进食节律)、食物的种类及各占比例应有节制(五谷为养、五果为助、五畜为益、五菜为充)、饥饱程度应有节制(不过度饥饿、过度饱腹)、食性应有节制(不过食辛温上火或寒凉食物)、食物温度应有节制(热无灼灼、寒无沧沧)、进食速度应有节制(细嚼慢咽),以及进食过程中的心身应有节制。下文从定时进食,进食前、中、后应注意事项,食物种类和适当限制饮食等方面解答。

定时进食

生物钟是生物体内一种无形的时钟,是各种随时间变化而做周期性变化的生理生化活动。人消化系统的功能也是随时间而发生周期性变化的。早上七八点的时候,人的交感神经开始逐渐活跃并占据优势地位,它所主导的消化功能开始运转:胃肠的神经系统开始振奋,准备食物进入后的蛋白分解,同时刺激十二指肠、胰腺蛋白酶和胰岛素的苏醒,为水解蛋白和分解糖、储存糖原做好准备,胆汁也已准备好分解吃进来的脂肪。因此,在生物钟的节律下,这个时间段进食早餐,能最高效地消化吸收食物中的营养成分,同时有效促进转化和排空。

整个上午都是交感神经占主导的时间, 人体的消耗最大,消化的功能也最强。早餐时提供的营养只能维持 4 个小时,因此在 12 ~ 13 时必须进食午餐,以补充机体需要。

午餐后的交感神经兴奋度开始下降,胃肠道逐渐趋于平静和稳定,消化积极性也远不如早餐时,因此食物滞存的时间会长一些,可以维持 5 个小时,晚餐建议在 18 ~ 19 时。

如果三餐不规律,会让消化系统无所适从,破坏规律运作。该进食时没有进食, 胃肠道中分泌的消化酶或液体会损害消化道黏膜。

肠道微生物的生物钟会随着我们选择的食物和饮食规律而发生改变,饮食不规律会直接破坏肠道微生物的节律。

有报道称,经常不吃早餐会损伤大脑、心血管、胃、胆,引起肥胖,还可能折寿。英国剑桥大学的研究称,吃夜宵会扰乱人体生物钟,并由此引发多种不良结果:遭遇失眠、难逃肥胖、早得代谢病、伤及消化系统。日本大阪大学研究人员对 28625 名男性和 43213 名女性(年龄在 40 ~ 79 岁之间)长达 19 年的随访发现,与晚上 8 时前吃晚餐的人相比,不规律吃晚餐的人出血性中风死亡率升高

44%。美国爱荷华大学、田纳西大学的研究人员选取 24011 名 40 岁及以上的参与者，收集他们的进餐频率、间隔时间等一系列数据，并随访了 15 年。研究发现，每天吃三餐的人群中，每餐间隔低于 4.5 小时的人与每餐间隔在 4.6～5.5 小时的人相比，全因死亡风险增加 17%，心血管疾病死亡风险增加 22%；每天吃一餐、两餐的人与每天吃三餐的人相比，全因死亡风险分别增加 30% 和 7%，心血管疾病死亡率增加 83% 和 10%。研究人员认为，每天少吃一餐、两餐，意味着机体无法获得足够的能量，随后常有一次能量负荷较大的进食，甚至可能暴饮暴食，从而加重糖代谢调节的负担，引发健康问题。

一日三餐这样安排比较合理：早餐 7：00～8：00，午餐 11：30～12：30，晚餐 17：30～18：30。晚餐最好别超过 19 时。一日三餐分配要合理，零食要适当。一天中能量摄取、分配在三餐中的比重是：早餐占 30% 左右，午餐占 40% 左右，晚餐占 30% 左右。

🐌 进食过程中的注意事项

进食前不能过度劳累。过度劳累之后不要立即进食，应该先稍事休息。因为人疲劳时，体内的大量血液都在为其他部位提供能量，因而消化系统的血液供应减少影响消化吸收。中医认为"已劳勿食"。进食前后不能发怒。古人告诫我们"怒后不可便食，食后不可发怒"，意思是说，吃饭前后动怒有损健康。人的食管、胃、小肠、大肠、肝、胆胰在内的消化系统，是一台极为精密、协调、高效的机器。无论是蠕动、压力、血液、温度，还是消化、吸收、分泌，哪一个部位、环节出现异常都不好。中医认为：怒伤肝，过度情绪波动影响消化系统功能。进食前不要吃甜食。甜食中的糖类在人体中吸收和代谢很快。由于糖吸收快，能迅速补充人体需要的能量，会减轻饥饿感、影响食欲，使正餐摄入的食物变少。糖"饱得快，饿得也快"的特点，会打乱正常的饮食规律。进食前不能大量饮水。大量饮水会导致如下不良情况：胃有胀满感，影响食欲；稀释胃酸，增加胃的负担，影响消化；胃肠道杀菌能力下降，易感染疾病。

　　进食中，饮食要适温而食。"食饮者，热无灼灼，寒无沧沧"，这是《黄帝内经》中关于饮食寒热要适中的忠告。食物过热、过烫、过冷及过冰，都会对消化道造成一定的伤害，过寒则会伤害脾胃，即使是炎热的夏季，也不能无节制地吃冷饮。

　　进食时应从容缓和，细嚼慢咽，这对消化有很大帮助。《养病庸言》载："不论粥饭点心，皆宜嚼得极细咽下。"因为在细嚼慢咽过程中，口中唾液大量分泌，唾液中的淀粉酶能增进食物中营养的消化吸收，唾液中的溶菌酶和分泌型免疫球蛋白 A 等具有抗菌作用。更为重要的是唾液具有抗癌作用，具有使致癌物质转变为无害物质的功能。日本研究人员发现，唾液能消除致癌物所产生的超氧自由基。美国乔治亚大学的科学家将人体口腔中分泌出的唾液加入亚硝基化合物、黄曲霉素和苯并芘等强致癌物，以及烟油、肉类烧焦物、焦谷氨酸钠等可疑致癌物中，其细胞的变异原性在 30 秒内完全丧失。另外,人的咀嚼活动和大脑息息相关。当咀嚼食物的次数增多或频率加快时,大脑的血流量也会明显增多,从而延缓衰老。在以长寿著称的地中海地区,慢慢吃饭已成为当地人的长寿秘诀之一。由 45 个国家和地区参加的国际慢餐协会的成立,更是让慢餐变成了一种健康时尚。慢慢吃饭能缓解紧张、焦虑的情绪。多花些时间咀嚼食物,还可以锻炼面部肌肉,减少皱纹。所以,想长寿,就要慢点吃饭。

古人云:"食勿大言。"就是说进餐时要专心致志,集中注意力。这样,既可品尝食物的味道,又有助于消化吸收,同时可增进食欲。

中国古代帝王在进餐时,要奏乐助兴。《寿世保元》说:"脾好音声,闻声即动而磨食。"这说明在进餐时,听一些轻柔愉快的乐曲,有利于增进食欲及加强消化功能。

进食后慢步行走可以增强胃肠蠕动,增加胃肠血液的供应,有助于胃肠消化液的分泌和食物的消化吸收。但慢步走宜在食后 1 小时左右进行。古代大医药学家孙思邈说:"食毕摩腹,能除百病。"饭后用手轻轻按摩腹部,能促进腹腔内血液循环,加强胃肠功能,对老年人健康长寿大有裨益。食后摩腹还可以作为一种良性刺激,经神经传入大脑,有益于神经体液内分泌功能的调节,且能活血通络,对胃肠和心血管系统疾病的防治有独特作用。古医家张仲景指出:"食毕当漱口数次,令牙齿不败口香。"可见,餐后应漱口、散步、摩腹。

食物的种类要杂

根据食性不同，动物分为草食性动物、肉食性动物和杂食性动物。草食性动物适宜食植物，不宜以肉为食。肉食性动物适宜食肉，不宜以植物为食。草食性动物能从所食的植物中获取身体所需的全部营养素。肉食性动物能从所食的肉中获取身体所需的全部营养素。

科学家研究认为人属杂食性动物，既可以吃肉，又可以吃植物。但是，吃肉又不能像肉食性动物那样单从肉食中获取机体所需要的全部营养素，吃植物也不能像草食性动物那样单从植物中获取机体所需的全部营养素。

如果人长期只吃肉，就会导致动物性蛋白质摄入过多的情况：人体必须将过多的蛋白质脱氨分解，氮由尿排出体外，这一过程需要大量水分，会加重肾脏的负担；造成含硫氨基酸摄入过多，加速骨骼中钙的丢失，容易产生骨质疏松症；增加心脏疾病的危险因素；与一些癌症的发生有关，如结肠癌、乳腺症、肾癌、胰腺癌和前列腺癌。此外，肉食中还含有很高的脂肪，过多吃肉，会造成脂肪和胆固醇摄入过多，增加肥胖和心血管疾病风险。

植物性食物中含有丰富的矿物质、维生素、膳食纤维、植物化学物，对于满足人体微量营养素的需要、保持肠道正常功能及降低慢性病的发生具有重要作用。不吃植物性食物，将导致机体营养不均衡，免疫功能下降。只吃植物性食物，则会导致人体内缺乏优质蛋白质。蛋白质是免疫细胞必不可少的营养素，补充足够的蛋白质能够提高人体的免疫力。蛋白质是由氨基酸组成的，在构成天然蛋白质的 20 个氨基酸中有 8 个是人类自身不能合成的，必须通过食物来获取。瘦肉、牛奶、蛋、鱼等动物性食物中的蛋白质，主要是由 8 种氨基酸组成。这几种氨基酸含量相对较高，其比例与人体相近、与人体的蛋白质结构十分相近，易于消化和吸收。

植物类食物（大豆、燕麦、米、面、蔬菜、水果等）中的植物蛋白属于不完整的蛋白质，其与肉、蛋、奶等动物蛋白相比是有差距的。只吃植物性食物会导致人体微量营养素缺乏。如铁、锌、硒、B族维生素等都是需要通过肉食来补充的。只吃植物性食物会导致记力减退、失眠多梦、情绪低落、容易疲劳、免疫力下降。

怎样吃才能吃出健康，吃出长寿？来自食物的营养素种类繁多，人类所需大约 40 种，根据化学性质和生理作用分为五大类，即蛋白质、脂类、碳水化合物、矿物质和维生素。人类需要的基本食物一般可分为谷薯类、蔬菜水果类、畜禽鱼蛋奶类、大豆坚果类和油脂类。不同食物中的营养素及有益膳食成分的种类和含量不同。因此，只有多种食物组成的膳食才能满足人体对能量和各种营养的需要。《黄帝内经·素问》云："五谷为养，五果为助，五畜为益，五菜为充，气味合而服之，以补精益气。"食物多样是平衡膳食模式的基本原则。每日膳食应包含五大类食物，平均每天摄入 12 种以上食物，每周 25 种以上食物。日本一项新研究发现，吃的食品种类越丰富，人的健康寿命越长。对相关数据的分析显示，总体上在食品多样性越高的国家和地区，人们健康寿命越长。

适当限制饮食

◆饮食总量要控制

由于每个人对能量的需求不同，食量就不同，通常以个人感觉几分饱来估算。经常吃得十分饱会加快衰老、影响心脏功能、加重肠胃负担、引起疲劳。很多专家认为吃得七分饱比较合适。

中国科学院的科研人员将从小吃着相同食物的 18 个月大鼠随机分为两组。第一组为对照组，在这一组中，大鼠想吃多少就吃多少。第二组为实验组，这组大鼠得到的食物逐日减少，最后稳定在正常食量的 70% 左右，也就是俗称的"七分饱"。9 个月后，对照组和实验组的大鼠基本活到了老龄阶段，相当于人类年龄的"70岁"左右。接下来，科学家们把这些"70岁"老龄大鼠同一群 5 个月龄（相当于人类的 16 岁）的小龄大鼠做各种详细的比较。结果发现，节食的大鼠不仅肉眼可见很苗条，而且各种指征都显示，它们比同龄大鼠看起来更加年轻。

英国《自然·通讯》杂志的一份研究报告指出，控制热量摄入能够拨慢与衰老息息相关的"表观遗传学时钟"。美国一位医学教授对数十只猕猴进行了长达 20 年的观察研究，发现限制热量的摄入能延缓它们的衰老进程。美国开展的人类临床试验证明，从人体观察到的低热量饮食对身体成分和血液中化学成分的影响与试验用猕猴一致。适当"挨饿"有七大好处：减轻体重、促进血液循环、帮助控制血糖、降低"坏胆固醇"、预防老年痴呆、疏解不良情绪、降低患癌风险。根据最新研究表明，饮食会让保护细胞的组织蛋白膜遭到坏活性氧攻击，也就是说，吃越多，组织蛋白膜就伤得越重，寿命也就越短。《素问·痹论》云："饮食自倍，肠胃乃伤。"

当然，食无求饱，并不是饥而无度。《医门法律》指出："饮食少则血不生，血不生则阴不足以配阳，势必五脏齐损。"若过于节食，摄入量不足、气血乏源、五脏受损，就会造成营养缺乏症或招致他疾，这也是应当注意的。

◆各类食物也要限量

食用盐每天不超过 5 克。食盐是食物烹饪或加工的主要调味品，也是我们人体进行各项生命活动时不可或缺的物质。食盐主要由钠离子和氯离子等组成，在人体分布于细胞外液，功能主要是维持细胞外液的渗透压，参与体内酸碱平衡的调节与胃酸的生成，维持神经和肌肉的正常兴奋。

盐的摄入量不宜过大，若盐过多摄入，则与高血压、心血管疾病有着密切的关系，还会加重胃黏膜损伤、加速骨质疏松，而且盐摄入过多，皮肤也会变差。

美国哈佛大学公共卫生学院的研究显示，在 50 岁时，与很少摄入盐的参与者相比，饮食偏咸的男性预期寿命减少 1.5 岁，饮食偏咸的女性预期寿命减少 2.28 岁，饮食偏咸的参与者过早死亡的风险增加 28%。

中国营养学会建议，每人每天盐的摄入量应在 5 克以下。在加工食品中，有三类食品含盐较高，应少吃。第一，快餐食品，如方便面、方便粉丝等。第二，肉制品，如牛肉干、鱿鱼丝、鱼片、畜禽类、海产品类的熟食等。第三，焙烤、膨化类食品，如面包、饼干、糕点、薯片、薯条等。以某品牌泡面为例，每 100 克含盐 5.1 克，相当于一个人一天的推荐摄盐量。如果再加卤蛋、火腿肠，那盐的含量就更多了。

食用油每天不超过 25 克。2020 年，国家卫生健康委员会发布了《减油宣传核心信息》：第一，油是人体必需脂肪酸和维生素 E 的重要来源，有助于食物中脂溶性维生素的吸收利用，但摄入过多会影响健康。第二，植物油和动物油摄入过多都会导致肥胖，增加糖尿病、高血压、血脂异常、动脉粥样硬化及冠心病等慢性病的发病风险。第三，建议健康成年人每天烹调油摄入量不超过 25 克。第四，烹饪时多用蒸、煮、炖、焖、凉拌等方式，使用不粘锅、烤箱、烤饼机等烹调器，均可减少用油量。

脂肪酸分为必需脂肪酸和非必需脂肪酸，后者即使吃得不够，人体也可以自己合成，但必需脂肪酸需要从食物中摄取。

人体对脂肪酸的需求是多种多样的,即便同是植物油,所含的不饱和脂肪酸种类也不一样。不饱和脂肪酸还可分为单不饱和脂肪酸和多不饱和脂肪酸。豆油、玉米油、棉籽油、葵花子油含亚油酸特别多,这是一种多不饱和脂肪酸;而菜籽油、棕榈油、花生油主要成分是单不饱和脂肪酸。不同结构的油脂对人体的作用也不同。所以,我们应该经常更换食油吃,以获取人体必需的各种脂肪酸和多种营养素,确保人体的营养需要,对健康才有利。营养学家建议大家 1 ~ 2 个月换 1 种油吃。

调和油是通过科学配比调制而成的油脂,在使用性能、营养及风味方面都有改善和提升。因此,选择合理的调和油可以省去换油吃的麻烦。

市面上售卖的食用油,一般都会添加适量防腐剂以延长储存时间。但实验证明,即使添加了防腐剂的食用油,最佳食用期限也仅 3 个月,一旦超出这个期限,则有可能影响人体健康。

每天食用 10 克坚果。坚果是指多种富含油脂的种子类食物,如核桃、腰果、松子、杏仁、开心果、花生、瓜子。坚果中油脂含量有 44% ~ 70%,以不饱和脂肪酸为主。坚果中的矿物质比较丰富,含有大量的维生素 E 和硒等具有抗氧化作用的营养成分。

发表在《美国临床营养学杂志》的最新研究提示,多吃坚果还可降低死亡风险,包括心血管死亡和非心血管死亡。该研究从五大洲 16 个低、中、高收入国家一共纳入 124329 名 35 ~ 70 岁的成年人,其平均年龄 50.7 岁。多因素分析显示,在 9.5 年的随访期间，与每个月吃坚果不足 30 克的人相比，每周吃 120 克以上坚果的人，死亡或主要不良心血管事件风险降低 12%，全因死亡、心血管死亡、非心血管死亡风险分别降低 23%、28%、18%，癌症死亡风险也呈降低趋势。进一步分析显示，杏仁、腰果、栗子、榛子、开心果、核桃等树坚果带来的获益更明显。花生等种子类的坚果有降低死亡风险的趋势，但对主要终点事件无明显影响。每天多吃 30 克树坚果，死亡风险降低 25%；每周吃树坚果超过 120 克者，死亡或主要不良心血管事件发生风险降低 17%。研究者还发现，经常吃杏仁的人，腰围和体重指数都比不吃杏仁的人小，腰围减少了 2.1 厘米，身体质量指数降低了 $0.8kg/m^2$。坚果种类较多，在营养素方面各有优势，所以食用时应经常更换坚果种类。国外研究发现，每周吃 50～125 克的坚果，有利于控制血脂，帮助预防中风和冠心病。《中国居民膳食指南（2022）》推荐平均每天吃 10 克坚果。

每天食用 1 个鸡蛋。蛋类含蛋白质一般在 10% 以上，蛋清中较低，蛋黄中较高。蛋类中的蛋白质不但含有人体所需要的必需氨基酸，且氨基酸组成与人体组成模式接近，是蛋白质生物学价值最高的食物。98% 的脂肪集中在蛋黄中，呈乳化状，分散成细小颗粒，故易消化吸收。蛋中的卵磷脂具有降低血胆固醇的作用，并能促进脂溶性维生素的吸收。蛋黄中维生素含量较为丰富，以维生素 A、维生素 E、维生素 B_2、维生素 B_6 泛酸为主，也含有一定量的维生素 D、维生素 K 等，维生素种类相对齐全。

中国慢性病前瞻性研究（CKB）曾调查了 50 余万名 30～79 岁的成年人，对他们食用鸡蛋的频率和健康关系进行了跟踪调查。研究显示，与不吃或很少吃鸡蛋的人相比，每天吃鸡蛋的人心血管病死亡风险降低 18%，中风死亡风险降低 28%。美国哈佛大学研究人员希尔帕·布帕提拉茹建议：大家可以适量食用鸡蛋，每天吃一个鸡蛋较适宜。

每天食用 300 克牛奶。奶包括牛奶、羊奶、马奶等，其中人们食用最多的是牛奶。奶能满足初生幼儿迅速生长发育的全部营养需要，是营养素齐全、容易消化吸收的一种优质食品，也是各年龄组健康人群及特殊人群(如婴幼儿、老年人、病人等)的理想食品。

德国人增寿最快，人均寿命达 81 岁，这与他们的饮食有着密切关系。德国营养协会建议，德国人每天应吃两次奶制品，包括 200～250 克鲜牛奶、酸奶及 50～60 克奶酪。

有报道称，牛奶中富含活性钙，是人类最好的钙源之一。牛奶不但钙含量高，而且其中的乳糖能促进人体肠壁对钙的吸收，吸收率高达 98%，从而调节体内钙的代谢。

中国医学科学院阜外医院做了一项 9 万人的观察研究，结果显示，每天喝牛奶 150～300 克的人，心血管病发病率降低 23%，死亡风险降低 19%。每天喝牛奶超过 300 克，心血管病发病风险降低 41%，死亡风险降低 48%。

《中国居民膳食指南(2022)》建议，成人每天应该摄入 300 克牛奶或相当量的乳制品。某些特殊人群，如儿童、青少年、孕妇、乳母、老年人、骨质疏松患者等应喝更多的奶类，可达每天 500 克甚至更多。乳糖不耐受的人群可以选择酸奶或低乳糖牛奶。奶粉和牛奶营养差别不大。按 4 公斤鲜奶出 0.5 公斤奶粉算，25 克奶粉相当于 200 克鲜牛奶，其所含的蛋白质和钙等营养素几乎和鲜奶一样。

　　每周食用 2～3 次豆腐，每次 100 克左右。大豆的蛋白质含量为 35%～40%。大豆蛋白质由球蛋白、清蛋白、谷蛋白和醇溶蛋白组成，其中球蛋白含量最多。大豆蛋白质赖氨酸含量较多，氨基酸模式较好，具有较高的营养价值，属于优质蛋白质。大豆与谷类食物混合使用，可较好地发挥蛋白质的互补作用。

　　美国麻省理工学院总医院、哈佛大学陈曾熙公共卫生学院和南加州大学三所机构的专家联合研究发现，多摄入植物来源的蛋白质会降低死亡率。豆类特别是大豆及其制品，富含优质植物蛋白，保健效果也好。近期，加拿大安大略省多伦多市圣米歇尔医院发表在《营养学进步》杂志的一项研究表明，饮食中摄取豆类，能够降低患循环器官的疾病、心脏病、高血压风险。

　　豆腐干有白干、香干、酱油干、熏干、发酵后的霉豆腐干等品种，通常是在水豆腐的基础上去除水分浓缩后的产品，其中的蛋白质、钙、镁浓度均得到很大的提高。黄豆含有很多植酸和少量草酸，这两种物质会阻碍钙的吸收。在其被磨为豆浆的过程中，植酸和草酸溶于水中，而制作豆腐时，挤出部分水分，会使这些抗营养物质含量下降。豆腐干是在制好的豆腐基础上再反复挤水，此时，植酸已经随着水流失了大部分,钙就可以得到更好地利用。所以,可以多吃些豆腐干。

豆腐虽好,但老年人不宜过多摄入。如果摄入豆腐过多,其中的蛋白质会阻碍人体对铁的吸收,易使人出现腹胀、腹泻等情况。大量食用豆腐,还会使体内生成的含氮废物增多,加重肾脏的负担。豆腐含嘌呤较多,痛风病者和血尿酸浓度较高的老年人吃多了,易导致痛风发作。建议老年人每周吃 2～3 次豆腐最好,每次以 100 克左右为宜。

老年人每天吃鱼虾 50～100 克,畜禽肉 50～70 克,其中红肉每周 300 克。畜肉、禽肉和鱼虾属于动物性食物,能为人体提供优质蛋白质、脂肪、矿物质和部分维生素,是人类重要的食物资源及构成人类膳食的重要组成部分。

研究显示,我们祖先实际上是杂食性动物,食物包括肉类、树叶和水果。这种多样化的食谱能很灵活地转变成不同季节可获得的食物。不过,其后来的谱系和另一批人类形成了非常不同的饮食方式:一批选择了肉食,而另一批更多地选择了素食。就导致这样一个结果:早期食肉的人类祖先繁衍,而素食的人类逐渐消亡。换句话说,多肉食谱促进了人类进化。这当中的简单道理是:肉类比植物包含更丰富、更优质的营养物质,更有利于人类大脑的发育和体质的增强。

动物蛋白质含有丰富的人体必需氨基酸,价值极高,属于优质蛋白质,极易被人体吸收和利用。长期吃素,容易造成缺铁性贫血，植物性食物中的非血红蛋白铁难以吸收，而动物性食物中的血红蛋白铁吸收率较高，吃肉是机体摄取铁元素的重要途径。另外，植物性食物中的锰元素人体很难吸收，吃肉也是摄取锰元素的重要途径。

上了年纪后，人的能量需求明显下降，但对蛋白质、矿物质、维生素等营养素的需求量反而增加。如果盲目吃素食，蛋白质摄入严重不足，会造成诸多不良后果。如，抵抗力下降，容易患病，病程和病后康复时间延长；肌肉量下降，容易摔倒，且一旦摔倒，骨骼缺乏肌肉保护，易发生骨折，恢复缓慢；肌肉是最大的代谢器官，一旦失去肌肉，蛋白质、糖、脂肪的代谢也会出问题，从而患上糖尿病、高血压、高血脂等。因此，老人应注重肉类的摄入。

从营养守恒及食物多样化的角度考虑，建议老年人每日摄入鱼虾类 50～100 克，畜、禽肉 50～75 克。吃肉时，最好与谷类、豆类搭配同食，且食物种类越丰富，发生"互补"的机会越多。要提醒的是，食用肉类食物，应尽量将其分散到每餐中，不宜集中食用。

海水鱼的 ω–3 脂肪酸、牛磺酸等含量比淡水鱼高得多。进一步来看，ω–3 脂肪酸能使血中的高密度脂蛋白胆固醇含量增加，使低密度脂蛋白胆固醇含量降低。高密度脂蛋白胆固醇是有益的胆固醇，能帮助分解代谢体内脂类；而低密度脂蛋白胆固醇可通俗地理解为"坏"胆固醇，会增加患冠状动脉心脏病的危险。从味道上来说，海水鱼的味道比淡水鱼的鲜。因为海水鱼的游动范围和游动时的力度比淡水鱼的大，这使其肌肉弹性更好。海水鱼嘌吟含量较高,致其味道鲜美可口。但是,痛风患者要注意,不宜多吃海水鱼。淡水鱼肉质松软,适合老年人和小孩或消化功能稍弱的人食用。

红肉指烹饪前呈现红色的肉,牛、羊、猪等哺乳动物的肉都是红肉。红肉吃得越多,因癌症、心脏病、呼吸道疾病、中风、糖尿病、阿尔茨海默病、肾病、肝病而死亡的风险就越大。专家建议健康人每周食用红肉不超过 500 克,能控制在 300 克以内更佳。但是,爱吃肉的格鲁吉亚人血液中的胆固醇含量却不高,心脏病的致死率也低,有着众多的百岁老人。原因在于他们吃肉的方法很独特:把肉煮熟后,去除肥肉,只吃蛋白质最丰富的瘦肉。并且,他们吃肉时搭配着能起到畅通血管作用的梅子,还有具有很强抗氧化作用的芹菜等蔬菜。

法国人也是典型的吃肉也能长寿的人,秘密在于他们所喝的葡萄酒中含有大量多酚,可以防止人体的胆固醇被氧化,堵塞血管。多酚和酒精结合在一起更为稳定,容易被人体吸收。此外,检测中发现,法国人体内的牛磺酸含量特别高。乌贼、章鱼和鱼贝类食物、动物内脏是含牛磺酸最多的食物,人体摄入牛磺酸越多,越不容易罹患心肌梗死。

每天吃 300 ~ 500 克蔬菜和 200 ~ 350 克新鲜水果。蔬菜和水果种类繁多,富含人体所必需的维生素、矿物质,含水分和酶类较多,含有一定量的碳水化合物,膳食纤维丰富,蛋白质、脂肪含量少。由于蔬菜和水果中含有多种有机酸、芳香物质和色素等成分,具有良好的感官性质，对增进食欲、促进消化、赋予食物多样化有重要意义。此外，蔬菜和水果富含多种植物化学物，具有多种对人体健康有益的物质。

维生素是人体新陈代谢中的必需品，如果缺乏维生素，新陈代谢就会出问题，免疫力就容易降低。新鲜蔬菜、水果中含有很多维生素（主要有 β-胡萝卜素、维生素 C、维生素 B_2 和叶酸），多吃蔬菜水果可以补充人体所需的维生素。一般叶部维生素含量较根茎高，嫩叶比枯老叶高，深色菜叶比浅色菜叶高。

矿物质即无机盐，同其他物质一样，由化学元素组成，这些元素能维持人体正常的生理功能，是人体中必不可少的物质。蔬菜水果中含丰富的矿物质，如钙、磷、铁、钾、钠、镁、铜、锌等。

蔬菜、水果中所含的碳水化合物包括淀粉、糖、纤维素和果胶。蘑菇、香菇和银耳等菌藻类中的多糖物质，具有提高人体免疫和辅助抗肿瘤作用。叶菜类和茎菜类的蔬菜中含有比较多的纤维素与半纤维素。膳食纤维虽然不能被人体消化吸收，但可以促进肠蠕动，有利于粪便排出，阻止或减少胆固醇的吸收，有益于健康。另外，非木质化的蔬菜纤维，在消化道能被细菌分解，部分产物也可能被人体利用。

蔬菜、水果中的植物化学物有类胡萝卜素、多酚类化合物植物固醇、含硫化合物等。自然界中有 700 多种天然类胡萝卜素，其中约 10% 是维生素 A 的前体。维生素 A 是视觉细胞分化和免疫应答中必需的物质，对维持正常的视觉以及体表、消化道、呼吸道、泌尿生殖上皮有重要意义。类胡萝卜素有抗氧化的功能,能减少自由基对细胞遗传物质和细胞膜的损伤。类胡萝卜素还具有增强机体免疫功能的作用,不仅可显著增强机体中的巨噬细胞、自然杀伤细胞和细胞毒T淋巴细胞的杀伤功能,还能促进免疫细胞产生多种肿瘤细胞杀伤因子。植物固醇的分子结构和胆固醇非常相似,进入胃肠道后,可竞争性抑制胆固醇的吸收,促使其从肠道排出,减少血液中的胆固醇含量,从而起到保护心血管的作用。

美国疾控中心通过调查得出结论:华人天生有健康优势。中国传统膳食结构以植物性食物(粮食、蔬菜、水果、豆类)为主,而西方国家以动物性食物(红肉、鸡肉、鱼肉、蛋类、奶类)为主。近年来,不同国家进行的多项大型研究发现,以植物性食物为主的膳食结构,富含膳食纤维、水溶性维生素、植物抗氧化剂和其他多种生物活性成分,有助于预防和控制癌症、心脏病、糖尿病等慢性病。正是基于这一点,过去我国多种慢性病的发病率都远低于西方国家。近些年,由于我国传统饮食受到西方影响,人们吃的粮食、蔬果越来越少,畜禽肉类、烹调用油、含糖饮料的摄入越来越多。数据显示,从1982年到2012年,我国城乡居民每日摄入谷类降了三成,畜禽肉类摄入量上升了2.6倍……与此同时,我国慢性病患者大量增加:2012年,我国18岁及以上居民超重率达到30.1%,高血压患病率为25.2%,糖尿病患病率为9.7%,高胆固醇血症患病率为13.1%。

美国新闻与世界报道网站公布了2020年全球最佳饮食排

名。在 35 种饮食中，地中海饮食连续三年被评为综合饮食榜单第一位。地中海饮食泛指希腊、西班牙、法国和意大利南部等处于地中海沿岸的南欧各国的饮食风格。西班牙人有着纯正的地中海饮食习惯，这种饮食结构提倡多吃新鲜的应季水果蔬菜和本地食物；较多地食用豆类、坚果类来供应蛋白质；每周吃 2～3 次鱼和海鲜；很少吃高度加工的食品和甜点饮品。

专家说，蔬菜水果摄入不足是世界各国居民死亡前十大高危因素之一。水果摄入不足尤其是女性致癌的第一因素。水果、蔬菜不能相互替代。营养学家认为，尽管蔬菜和水果在营养成分和保健作用方面有很多相似之处，但存在的差异也不容忽视。比如，大多数蔬菜特别是那些深颜色的蔬菜，其中的膳食纤维、维生素、矿物质的含量要优于水果。水果中的有机酸如苹果酸、柠檬酸等含量不仅要比蔬菜丰富，并且水果中的芳香物质、香豆素等植物化学物质也是蔬菜无法替代的，而这些植物化学物质对人体健康非常有益。

正常人每天吃多少蔬菜和水果最为合适呢？《中国居民膳食指南（2022）》建议，正常成年人每天应摄入 300～500 克蔬菜和 200～350 克新鲜水果。

每天吃谷薯类食物 250～400 克，其中全谷物和杂豆 50～150 克。《黄帝内经》指出"五谷为养"，肯定了五谷对人体生命活动的重要性。五谷都是植物结出来的种子，是吸收天地精华孕育而成的，所以五谷包含的精气非常充足。种子具有非常充足的生长之势,人体通过摄入这种包含天地精华的种子,就可以维持生命运转。因此,人体的饮食应以五谷为主,只有进食五谷,才能为机体活动提供能量,保证正常的生命活动。谷类食物主要包括小麦、大米、玉米、小米及高粱等;薯类包括马铃薯、甘薯、木薯等;杂豆类包括红小豆、绿豆、芸豆和花豆等。

全谷物是指未经过精加工的完整谷粒(或谷粒被压扁、被磨碎或磨成粉),其中的特点在"全"上。全谷物的膳食纤维、矿物质等含量是精白面粉的 3 倍。美国哈佛大学研究人员深入研究了全谷食物对长寿和疾病的影响。分析结果显示,每天摄入 16 克全谷食物,总体死亡率下降 7%,心血管疾病死亡风险降低 9%,癌症死亡风险降低 5%。全谷食物摄入量越大,保健效果就越明显。每天摄入 48 克全谷食物可使人的死亡风险降低 20%, 心血管疾病死亡风险降低 25%,癌症死亡风险降低 14%。研究人员指出,全谷食物主要包括大麦、藜麦、黑麦、小麦、玉米和大米。该类食物含有多种生物活性物质,有益全身健康。全谷食物中丰富的纤维素不仅可降低胆固醇和血糖水平,而且可增强饱腹感,减少肥胖及肥胖相关的疾病。多项早期研究发现,吃全谷食物有益肠道健康,更能降低包括癌症、糖尿病、心脏病及肥胖症在内的多种疾病风险。

我国居民膳食以大米和面粉为主,称之为主食,把除米面以外的谷类和杂豆类称为杂粮。馒头和米饭的主要作用就是为人体提供碳水化合物,在其他营养素的供应方面贡献都不大。要想主食有营养，应该用粗粮代替一部分精米、白面，以此获取更多的维生素和矿物质。建议大家在蒸米饭时加点燕麦、红豆等粗粮，或将白米饭和玉米、紫薯等粗粮一起吃，它们富含膳食纤维，有助降低餐后血糖。专家建议，成人每天摄入谷薯类食物 250～400 克，其中全谷物和杂豆类 50～150 克。

　　粗杂粮的优势在于其纤维含量高、体积大、饱腹感强，能减少主食摄入总量。想吃粗粮粉的话，不妨自己在家磨，以更好地保留膳食纤维等营养素。尽量把不同的粗粮融入三餐中。每种粗杂粮都有独特的香味，烹调时无需加太多糖、油等调料，简单烹调最健康。用高压锅烹调红豆、绿豆等粗粮更有利于保护多酚类物质等抗氧化成分。杂粮需要预先浸泡两三个小时（如糙米、黑米），有的需要浸泡过夜（如大部分豆子和莲子、芡实等），或用电压力锅烹煮。

以食为药,未病先治

食疗是在医学理论指导下,利用食物特性来调节机体功能,使其获得健康的一种方法。食物是指能够满足机体正常生理和生化能量需求,并能延续正常寿命的物质。食物通常由碳水化合物、脂肪、蛋白质、水构成。食物的来源可以是植物、动物,也可以是其他生物,例如真菌或发酵产品。利用食物来防治疾病便是食疗。

食疗在我国有着悠久的历史。周代食疗与疾医、疡医、兽医并列于朝廷的医事制度中。《黄帝内经》载方13首,有6首是食疗方剂。第一部药物学专著《神农本草经》记载了多种有药用功能的食物,如山药、百合、龙眼肉、薏苡仁、赤小豆、黑芝麻、大枣、核桃、蜂蜜、盐、葱白等。唐代孟诜所著《食疗本草》为我国最早的食疗专辑。明代医药学家李时珍编撰的《本草纲目》载药物1892种,其中有440余种药物可供食用。

不仅我们中国人认识到可以食物来防治疾病,西方国家也意识到"以食为药"。西方公认的"医学之父"希波克拉底在公元前400年曾说："我们应该以食物为药，你的饮食就是你首选的医疗方式。"2000多年之后，世界营养学界终于醒悟先贤所言。在2001年8月于维也纳召开的世界上规模最大的营养学术会议——第17届国际营养学大会上，经过热烈的讨论，得出"食物是最好的药物"的科学结论。

战国名医扁鹊曰："君子有疾，期先命食以疗之，食疗不愈，然后命药。"意思是说，如果人们有疾病，应先用食疗调治，食疗不能治愈的话，才要用药疗调治。先贤这段话有几层含义：第一，食疗是食疗，药疗是药疗，不能混淆。食疗不能取代药疗，药疗不能全当食疗用。第二，食疗主要用于未病时，或疾病初期，或较轻的病症；药疗主要用于已病时，或较重的病症，或用食疗没有治愈的疾病。第三，食疗主要是用食物，药疗用的是药物。食物的偏性较弱，用量可稍大，应用范围广，主要还是用于充饥；药物的偏性较强，不可多食，适用范围窄，主要用于治疗疾病。

食疗分两种：一是纯食物，利用食物的偏性防治疾病；二是食物加药物（以食物为主，药物为辅），利用食物加药物的偏性防治疾病。这里，本书只谈纯食物食疗。前面已讲，食疗是在医学理论指导下，利用食物的特性来调节机体功能，使其获得健康或愈疾防病的一种方法。下面我将从中医的整体学说、阴阳五行学说、体质学说、衰老学说，结合现代医学知识叙述食疗的运用。

🐟 根据中医体质选食物

不同个体在形质、功能、心理上存在着各自的特殊性,这种个体在生理上的身心特性称之为体质。体质影响人对自然社会环境的适应能力和对疾病的抵抗能力,以及发病过程中对某些致病因素的易感性和病理过程中疾病的倾向性等,进而影响着疾病的证候类型,为我们食疗提供选择相应食物的依据。中医根据阴阳五行、脏腑、精气血津液等基本理论,将人分为九种不同类型,即平和质、气虚质、阳虚质、阴虚质、痰湿质、湿热质、气郁质、血瘀质、特禀质。如果要根据中医体质选食疗,可先请中医师诊察,或者通过几种体质的不同表现自测,然后选择相应的食物调养。其中,平和质是健康体质不需要食疗调理。以下介绍其他八种体质的食疗调理方式。

◆气虚质

气虚质表现:精神不振,肢体容易疲乏,不耐劳,平时气短懒言,说话没劲,稍微活动则呼吸短促;平时易出汗,口淡,食欲差,稍食则腹胀;肌肉一般不健壮,容易感冒,易患内脏下垂,如胃下垂等。

气虚质者宜选择的食物:性质温和的补益食品,如小米、白扁豆、莲子、淮山、红枣、龙眼肉、鸡肉。少食破气耗气的食品,如大蒜、薄荷、山楂等。

◆**阳虚质**

阳虚质表现：畏寒怕冷，手脚发凉；喜欢吃温热的食物，不喜欢吃凉的食物；小便清长，大便稀软；面色淡白，体形胖，肌肉不健壮；精神不振，性格多沉静、内向。这种体质的人耐夏不耐冬。

阳虚质者宜选择的食物：吃羊肉等补阳气；尽量少吃寒凉的食物，如凉茶、鲜榨果汁和过量的水果。鸭肉、兔肉和香瓜都属于性寒凉的食物，阳虚的人不宜多吃。

◆**阴虚质**

阴虚质表现：平时口燥咽干，喜冷饮；心烦失眠，面色潮红，有烘热感，常感到手脚心发热；眼睛干涩，视物昏花，头晕耳鸣；皮肤干燥，小便量少色黄，大便干燥；体形多瘦长，盗汗。这种体质的人耐冬不耐夏。

阴虚质者宜选择的食物：多吃清甜的水果，如葡萄、柿子、雪梨、苹果、西瓜等；吃螃蟹也比较合适，可配姜汁、紫苏叶缓解寒性；还可以吃鸭肉、海参、墨鱼、龟肉、鳖肉等。这类人宜多吃甘凉滋润、生津养阴、清补的食品，如糯米、蜂蜜、银耳、燕窝等；少吃辛辣刺激的食物，也不宜吃过于油腻的食物。

◆**痰湿质**

痰湿质表现：形体肥胖，腹部肥满；面色淡黄或暗，眼泡微浮；

面部的皮肤油脂较多,多汗且黏;胸闷痰多,口黏腻或甜,感觉身重不爽,易困倦。

痰湿质者宜选择的食物:宜清淡,如淮山、白扁豆、薏苡仁、赤小豆、鲫鱼、生姜等祛湿的食物。油腻食品也会加重体内湿气,最好少吃。可多食用一些健脾化湿的食物,如粳米、糯米、小米、绿叶蔬菜、冬瓜等。

◆湿热质

湿热质表现:形体肥胖或瘦,脸部和鼻尖总是油光发亮,还易生粉刺、疮疖;口异味大,易口干口苦;身体困倦,懈怠,眼睛红赤;尿黄,大便黏带不爽;性急易怒;男易阴囊潮湿,女易带下增多。

湿热质者宜选择的食物:要清淡祛湿,少吃甜食、辛辣刺激的食物,可吃绿豆、冬瓜、丝瓜、赤小豆、西瓜等。冬季不能大量进补羊肉、狗肉等。

◆气郁质

气郁质表现:对精神刺激调节能力较差,多愁善感,忧郁脆弱,敏感多疑;经常闷闷不乐,无缘无故叹气,或嗳气呃逆,或咽间有异物感;胸胁闷满不舒或胀痛;睡眠较差;形体瘦者为多。

气郁质者宜选择的食物:可食用柠檬水、橙子、陈皮、洋葱、丝瓜等。

◆**血瘀质**

血瘀质表现:面色晦暗或色素沉着,口唇紫色,皮肤常不知不觉出现瘀斑,易患疼痛;牙龈易出血,眼睛红丝很多;皮肤粗糙;女性多见痛经、闭经,或经血中多凝血块,或血紫黑有块;舌下静脉曲张;易烦躁、健忘。

血瘀质者选择的食物:平时可以吃山楂、韭菜、红糖、菇类、小金橘、黑木耳等。

◆**特禀质**

特禀质表现:有先天性、家族性特征;对花粉或某些物质过敏,出现哮喘或皮肤皮疹(风团等),没患感冒也常常鼻塞、打喷嚏、流鼻涕、咽痒等。

特禀质者选择的食物:多吃温补类食物,尤其是在冬天的时候,以温平为宜,如粟米、黑米、糯米、萝卜、山药、红薯、栗子、羊肉、红枣、花生、洋葱、菠萝、油菜、海带、黑豆等。不宜食用肥甘厚味、寒凉及刺激性的食物。忌食虾、海鲜、鹅肉等发物,少吃蚕豆、辣椒、咖啡等刺激性食物。

根据中医五行选择食物

五行学说认为,自然界的万事万物可以在不同层面上分为木、火、土、金、水五个方面,从而构成不同级别的系统结构。中医运用五行的特性来分析和归纳人的形体结构、功能特征,人体与外界环境各要素间的联系。阐释五脏系统之间的局部与整体、局部与局部、整体与局部的相互联系,解释疾病的发生、发展,指导临床诊断、判断或预测疾病的发展转归、指导治疗和养生康复的实践意义。五行学说运用五行归类的理论将人的五脏、六腑、五体、五官和食物的五色、五味归属于五行。根据同气相求的理论原则,认为同一行(类)的具有某种颜色、某种味道的食物,常常与同一类(行)的脏腑组织存在着某种"亲和"(即"所入")关系,并能调整该类脏腑组织机能失调的状态。自然界不同的季节对五脏功能的影响也有特殊性。因此,我们可以根据五行的五脏与五色、五脏与五味、五脏与五季选择相应食物。

◆根据五脏与五色的对应关系选择食物

肾脏对应"黑":黑色食品具有滋肾补肾作用,如黑豆、黑米、黑芝麻、紫菜、黑木耳、黑花生等,特别是黑豆和黑芝麻。此外,黑色食品也包括一些蓝紫色食品。

肺脏对应"白":白色入肺,白色食品常有清肺润肺之效,如百合、银耳、雪梨、山药、莲子、白扁豆、白萝卜等。

心脏对应"红":赤(红色)入心,红色食品具有补血的作用,包括西红柿、红辣椒、西瓜、山楂、草莓、红苹果、石榴、红枣、赤豆、红糖、红茶、猪肉、牛肉等。

肝脏对应"青":青色(含绿色和蓝色)入肝,绿色食物具有疏肝强肝的作用。常见绿色食物包括绿豆、青豆、菠菜、芹菜、青椒、西蓝花、苦瓜、青瓜、橄榄、猕猴桃等。

脾脏对应"黄":黄色入脾,黄色食品主要有大豆、南瓜、玉米、花生、土豆、杏等。

◆根据五脏与五味的对应关系选择食物

我们日常所食的五谷、五果、五畜、五菜都各具五种味道,根据中医五行学说,酸、苦、甘、辛、咸五种味道与五脏有着特定的"亲和性"。《黄帝内经·素问》云:"五味所入,酸入肝,辛入肺,苦入心,咸入肾,甘入脾。"

酸入肝:食酸味食物可以达到滋肝阴、养肝血的功效。日常生活中常见酸味食物主要包括食醋、酸奶、山楂、橘子、柠檬、乌梅、李子等。

辛入肺:食辛味食物具有宣利肺气,解表发汗的功效。日常生活中常见辛味食物主要有生姜、大蒜、韭菜、葱、花椒、辣椒、香菜、萝卜等。

苦入心:食苦味食物具有清心泻火的功效。日常生活中常见的苦味食物主要有苦瓜、莲子、莴苣、苦荞麦、芹菜叶等。

咸入肾:咸是至阴之味,可与肾相通,并且咸味有散结、滋补阴血的作用。日常生活中常见的咸味食物主要有海产品(如紫菜、海带、海蜇)、猪肉、狗肉等。

甘入脾：甘味食物具有补益脾胃的作用。日常生活中常见的甘味食物主要有红枣、山药、栗子、黑米、燕麦、黏玉米、南瓜、胡萝卜、扁豆等。

◆根据五行的五脏分管五季选择食物

季节更替是由地球公转引起的，地球公转和自转所在的轨道平面呈夹角。所以，地球在转动的时候是斜着转动的，会出现季节更替的现象，而且公转的差异也导致地球上季节不等长。在地球的不同地方，转动到不同的位置，受到太阳辐射和热量都不相同，所以会有不同的气候，也就是人们常说的四季。中医将一年四季分为五部分（在夏秋之间多出来一个长夏）。中医学认为，五脏分管五季，当令之时，脏气最旺，但也最容易受伤。中医养生学认为应根据一年中不同季节的特点，来选择身体所需的食物。

春（立春到立夏）——重在养肝。当令养生食物：糯米、黑米、红枣、李子、香葱、菠菜、韭菜、芹菜、大蒜、春笋等。

夏（立夏到小暑）——重在养心。当令养生食物：莲子、绿豆、苦瓜、冬瓜、莴苣、乌梅、绿茶、乌龙茶、西瓜、番茄、草莓等。

长夏（小暑到立秋）——重在养脾。当令养生食物：绿豆、白扁豆、荷兰豆、红豆、豌豆、小米、黄豆、赤小豆、薏苡仁、芡实、莲子等。

秋（立秋到立冬）——重在养肺。当令养生食物：萝卜、冬瓜、芋头、银耳等温润食物，以及玉米、薏苡仁、荞麦、赤豆、白芸豆、黑芝麻、百合、莲子、红枣、枸杞、银耳等。

冬（立冬到立春）——重在养肾。当令养生食物：藕、红薯、山药等。

四季养生注意事项

◆春季

从中医学理论看，春季阳气升发，饮食应以"健脾升阳"为总原则。宜多选辛、甘、温之品，以顺应大自然的升发之性。初春阳气初发，天气尚冷，韭菜、葱、香菜、大枣、花生等辛甘之品可发散为阳以助春阳，温食也利于温中暖胃护阳，祛除寒邪。而寒凉、生冷、油腻之品，易损脾胃之阳，春季应少食用。寒凉生冷的食物一般指苦瓜、西瓜、黄瓜、海带、绿豆芽、绿豆、螃蟹等。油腻食物一般指含油脂较多的一些食物。

春季一般不宜进食大辛大热与燥性太强的药材、食品，如人参、鹿茸、桂皮、干姜、辣椒、花椒、丁香、小茴香、羊肉、狗肉、油煎、油炸食品，以免助热生火，导致真阴内耗、痰热内蕴、邪热上冲，诱发疮、疖和鼻出血等。

春为肝气当令，肝气过旺则克脾土，中土衰弱，则不利健康。《千金要方》认为，春日宜"省酸增甘，以养脾气"。过于酸涩之品不利于阳气升发。酸涩的食物有米醋、酸菜、泡菜、石榴、樱桃、酸枣、杏子、柠檬等。

仲春之后，阳热上升较快，天气开始转暖，饮食更应选择清淡且营养丰富的食品。故春季宜适当多吃一些性平味甘、不温不燥且能健脾养胃的食品,如大枣、莲子、百合、苡仁等;还宜多吃些蔬菜、水果,如胡萝卜、菜花、卷心菜、韭菜、香椿芽、豌豆尖、柿子椒、西红柿、菠菜、芹菜、豆芽、嫩笋、草莓、香蕉、梨、枇杷等。

酒是大辛大热之品,过量饮酒特别是饮烈性白酒,最易生热助火,生湿生痰。春季是阳气升发的季节,经常饮酒最易使人上火。所以,春季宜少饮酒或不饮酒。

春分,饮食上不要过寒或过热。比如,烹调鱼、虾、蟹等寒性食物时,最好佐以葱、姜、辣椒等温热性调料,以防止饮食寒凉,损害脾胃而引起腹泻。反之,食用羊肉、韭菜、大蒜等助阳类食物时,最好搭配蛋类等滋阴之品,以达到阴阳互补。

从现代医学角度看,春季应补四种维生素。

补维生素 C 防感冒。维生素 C 具有提高机体免疫力、促进组织修复、清除自由基的作用,春季补充维生素 C 有防感冒的作用。同时,维生素 C 有助于真皮层的胶原蛋白增生,使肌肤看起来有弹性不松弛,具有美白功效。食物中的维生素 C 主要存在于新鲜的蔬菜、水果中。鲜枣、猕猴桃、沙棘、橘子、橙子、山楂、柠檬和刺梨,以及绿叶蔬菜、青椒、西红柿、大白菜等都含有较多的维生素 C。

补维生素 A 皮肤不干燥。春季,老年人经常出现口干舌燥、肌肤或嘴角起皮、眼干等症状,此时应适当补充维生素 A。维生素 A 能美容除皱,对肌肤细胞的再生有功效。维生素 A 主要存在于蛋黄、动物肝脏及肾脏、奶油等动物食品中。除此之外,植物性食物中的胡萝卜素也能在人体内转化成维生素 A。动物性食物摄入不足者可适当多吃些橙黄色和深绿色的蔬果，如胡萝卜、南瓜、菠菜等。

补维生素 B_1 身不乏。春季很多人出现四肢无力、食欲低下、易疲倦、嗜睡等现象，适当补充维生素 B_1 可改善体虚无力感、精神状况，维持神经组织、肌肉的正常功能，使身体充满活力。此外，维生素 B_1 还可改善食欲低下的状况。维生素 B_1 含量较为丰富的食物有葵花子、花生、大豆、动物肾脏及心脏、瘦猪肉、小麦、小米、玉米等，一般鱼类、蔬菜、水果、精制谷物中含维生素 B_1 较少。

补维生素 E 抵抗力强。春季气候由寒转暖，细菌、病毒开始繁殖，容易侵犯人体致病。维生素 E 可以提高人体免疫功能，增强机体抗病能力。含维生素 E 的食物主要有小麦胚芽、豆类、花生、核桃、芝麻、玉米、菠菜、韭菜、蛋、樱桃、葡萄等。

◆夏季

从中医理论看，夏季在中医五行中属火，火易伤津耗液，使人体阴液耗伤而出现心烦、口渴多饮、头晕头胀、口舌生疮、皮肤发疹等症状。这个季节，宜食凉性苦味蔬果，如苦瓜、莴笋、芹菜、蒲公英、茄子、莲子、丝瓜、黄瓜、菜瓜、番茄、生菜、芦笋、百合等，有利于生津止渴、除烦解暑、清热泻火、排毒通便。

夏季进补，推荐鸭肉。鸭属水禽，性寒凉，特别适合体内有热、上火的人食用，如低热、虚弱、食少、大便干燥、水肿等人群。对于虚寒体质的人群，夏季适合吃温热水果，如荔枝、桃、桂圆、番石榴、樱桃、椰子、榴莲、杏等。夏季汗多易伤阴,食酸能敛汗,能止泄泻。如西红柿,具有生津止渴、健胃消食、凉血平肝、清热解毒之功。夏季雨水增多,湿气加重,要注意化湿。平时饮食要增加莲藕、薏苡仁等。

应注意的是,夏季吃苦味的食物要因人而定。苦味的食物多为寒性。寒性、阳虚体质不宜吃"苦",否则会损伤体内阳气,不利于体质的改善,严重者还会出现腹痛、腹泻、呕吐等症状。经期女性如过食苦味食物,极易导致气血受寒而凝滞、经血排出不畅,引发痛经,重者甚至可造成月经不调。苦味食物可能会有碍风寒的发散,不利于感冒的治愈,因此感冒人群也不宜吃"苦"。中医养生学有夏季"省苦增辛"的饮食讲究。夏季"增辛",可适当吃些葱、姜、蒜等相对温和、刺激性偏弱的辛味食物,养阳益气又不至于太燥热,但要少吃辣椒,特别是有消化道疾病的人群更要注意忌口。其实,"增辛"最简单的方法是吃姜,大家可在一日三餐烹饪的菜肴中适当加些姜片、姜丝。

从现代医学角度看,炎热的夏季,是人体消耗最大的季节。当人在炎热的环境中活动时,体温调节、水盐代谢,以及循环、消化、神经、内分泌和泌尿系统会发生显著变化,导致人体代谢增强、营养素消耗增加。不仅如此,夏天人们的食欲降低和消化吸收不良,会限制营养素的正常摄取,可能导致机体营养素代谢紊乱,甚至引起相应的营养缺乏症或其他疾病。因此,在夏季选择适合的饮食非常重要。

首先,要补充足够的蛋白质。高温条件下,体内蛋白质的分解

171 克左右。夏季，宜食瘦猪肉、牛肉、鱼肉、鸡肉、鸭肉、动物肝

多于合成，尿中排出的含氮物质增多，从而引起负氮平衡。因此，蛋白质的摄取量应在平常的基础上增加 10%～15%，每天的供给量需 100 克左右。夏季，宜食瘦猪肉、牛肉、鱼肉、鸡肉、鸭肉、动物肝脏、奶及奶制品、蛋类等。其次，要补充维生素。这是因为热环境下维生素代谢增加，汗液排出水溶性维生素增多。汗液中有维生素 C、维生素 B_1 及 B_2。因此，夏天人体维生素需求量比普通标准高一倍或一倍以上。夏天主食应选绿豆、赤豆、小米、玉米、红薯、芋头和豆制品。蔬菜可选择苋菜、空心菜、马兰头、西红柿、茄子、鲜藕、绿豆芽、丝瓜、黄瓜、冬瓜、菜瓜、苦瓜、香菇、紫菜、海带等。夏天，还适宜食用西瓜、梨、甜瓜、桃、杨梅、乌梅、草莓、李子等水果。最后，要补充水。因机体大量出汗使体内水分不足，所以要补充水分。水分的补充最好是少量多次，这样可使机体排汗减慢，减少人体水分蒸发量。另外，夏季不能因贪凉而多吃冷饮，还应注意少吃和不吃油腻食物，体弱的老年人应避免食用冷饮及冷瓜果。

进入夏季后，会感觉食欲缺乏。想要改善和缓解，除了饮食清淡一些，以及避免吃一些高热量油腻的食物之外，还可以从三餐入手，选择多样化的食物来增强食欲。喝水的时候，放一些带味道的食物，如柠檬或生姜，或苦瓜汁。烹调食物时，放适量的醋，能刺激唾液和胃液分泌，促进食欲，帮助消化吸收。夏天出汗较多，氯化钠和钾离子也会随汗液流失，使人食欲缺乏。因此，要适量增加一点盐，及时吃一些含钾食物来补充，如草莓、杏子、香蕉、桃子、李子等水果；或大葱、芹菜、毛豆等蔬菜。

身体缺乏一些营养元素,同样是食欲缺乏的诱因。如身体缺乏锌元素,会导致味觉素分泌减少,不仅会让味觉下降,还会让人挑食、偏食。因此,及时补充一些锌元素,能够有效改善食欲缺乏的状况,如食用一些贝类海产品、动物肝脏、瘦肉、菌菇、大豆、小麦、核桃等。

夏季"防晒"的食物。胡萝卜含维生素 E 和 β－胡萝卜素,可以抗氧化,预防黑色素沉淀。西红柿含西红柿红素,可以有效防止自由基、紫外线及各种外部辐射对皮肤细胞的损害,预防黑色素生成。英国的学者研究发现,坚持吃煮熟的西红柿,可使人体皮肤防晒能力提高 33%。西蓝花有助于增强人体皮肤细胞的抗氧化能力,从而抵御紫外线伤害。

◆秋季

从中医理论看,秋季气候干燥,人们常出现口鼻干燥、咽干咳嗽、皮肤发紧脱屑等现象,有呼吸系统宿疾的患者也容易复发。"燥"是秋季的主气,容易伤肺阴,多食用具有滋阴润燥以及补益肺气作用的食材,可起到养肺的效果,如银耳、甘蔗、燕窝、梨、芝麻、藕、菠菜、乌骨鸡、豆浆、鸭蛋、蜂蜜等。少吃葱、姜、蒜、韭、椒等辛辣食物,以防肺火太盛,损伤肺功能。除"少辛"外,在秋季还要"增酸",以增强肝功能。可多吃一些酸味的水果和蔬菜,如苹果、石榴、葡萄、柚子、柠檬、山楂等。

秋季天气渐凉,不要多吃寒凉水果,以免伤及脾胃,比如雪梨、西瓜、芒果、柿子等。此时，如果经常食用油腻、煎炸、烧烤类的食物，不仅会让食物聚在肠胃中，不易消化，加重胃热，以致体内干燥缺水的状态更严重，还会让很多慢性呼吸系统疾病复发或者加重。因此，像肥肉、炸鸡、烧烤等食物，要尽量少吃。

秋季应吃些养生肉。羊肉是冬季的滋养食疗珍品，有助元阳、补精血及疗肺虚之功效，对于哮喘、气管炎、肺病及虚寒的病人相当有益，能益肾壮阳、补虚抗寒及强健身体。不过，羊肉性偏温热，并不是人人都可以食用，阴虚火旺、咳嗽痰多、消化不良、湿疹与发热的病患应该忌食。中医认为，多吃猪肉中的瘦肉具有滋阴润燥的作用，对于热病伤津、燥咳与便秘等都有一定的效果。

从现代医学角度看，立秋以后，雨水减少，气候干燥。在这个季节里，会出现一系列干燥的症状，如口干舌燥、鼻腔有干燥感、嘴唇干裂出血、干咳、咽喉干痛、便秘等。

秋季应注意给机体补水，其方法如下。适当增加粥类，补充温开水。蔬果中含有较多的水分，尤其是新鲜的绿叶菜，每个细胞都有一个大大的液泡，里边装满了水分，还有钾、钙、镁等各种矿物质，就像装满了"天然矿物质"的大水库。另外，水果中丰富的果酸、花青素、类黄酮等植物化学物质，有着很好的抗氧化作用，可以促进胶原蛋白合成，增加皮肤弹性，提高皮肤锁水能力。牛奶不仅能为我们的身体提供优质蛋白质，增加钙质，而且还是很好的水分来源。英国的学者研究发现：饮用牛奶可使人体保持水分的时间比运动饮料长4倍。其原因是牛奶中含有丰富的营养物质，代谢较慢，可以令水分在体内停留更长时间。多吃"黏性"食物：燕麦、海带、银耳等经长时间熬煮，能够析出有爽滑口感的"黏液"。这些"黏性"食物中富含各种"多糖"，燕麦中的多糖被称为"β-葡聚糖"，海带中的是"海带多糖"。这些多糖由多种物质组成，可以统称为可溶性膳食纤维。可溶性膳食纤维在人体中发挥着非常重要的作用，如预防便秘、降低血脂、改善糖尿病症状等。不仅如此，可溶性膳食纤维还有很好的吸水作用。它可以使连同食物一起摄入的水分在消化道内被缓慢吸收，为身体持续供水。所以，无论是做燕麦粥，还是熬银耳羹，都需要小火多煮一段时间，令其中的可溶性膳食纤维充分释放出来，才可以发挥更好的补水功效。

秋季，应注意补充维生素 A。因为它是上皮组织合成和修复所需的物质，如果缺乏维生素 A 就会导致皮肤黏膜分泌的黏液和皮脂减少，引起表皮干燥、角质化。秋季可以适当吃些橙黄色和深绿色的蔬菜、动物肝脏、深海鱼、蛋黄等富含维生素 A 的食物。与此同时，少吃辣椒、葱、姜、蒜、胡椒，以及油炸、肥腻、太咸的食物，可以减少水分消耗，让皮肤更滋润。

秋季，应注意补充蛋白质。脱发最容易在秋季发生、加重。除了要注意生活方式外，还要注意是不是因为营养不良。在明显缺乏蛋白质的情况下，头发不仅生长缓慢，还容易脱落，而且发质也会变差，头发变细、发脆、枯干、颜色变浅。原因如下：头发的本质是角蛋白，也就是一种蛋白质；头发黑色素的形成，还需要一种叫做"酪氨酸"的氨基酸作为原料。而生成黑色素和角蛋白的过程中，又需要多种 B 族维生素和微量元素的帮助，这些营养都来自食物。当发质变差、大量脱发时，要反思自己是不是因为蛋白质没吃够。蛋白质的优质来源包括奶制品、豆制品、肉类、鸡蛋等。

秋季食物丰富，同时人体也需储备物资准备越冬。应注意以下食物的摄取。

当季蔬果。秋天是各种水果、蔬菜密集上市的季节，多吃蔬菜水果可以补充各种维生素、矿物质及膳食纤维。这些营养物质可以帮助身体增强抵抗力，有效对抗各种疾病。比如梨、葡萄、柿子、莲藕、秋葵、芥蓝、菠菜、胡萝卜、南瓜和薯类等。

秋天是吃鱼的好季节，这个时节的鱼更加肥美有营养。常吃鱼，不但能减缓大脑衰退，还有助于调节血压、血脂的平衡。

发酵食品。夏天，人们食欲缺乏，又常吃冷食、甜饮料，胃肠的消化功能较弱。体重较轻、消化不良的人在经过夏季后，消化功能多不良。因此，在秋天应适当多吃营养丰富又助消化的食品，比如发酵食品（各种发酵面食品、醪糟、豆豉、豆酱、豆汁、酸奶等）。发酵食品发酵时，在微生物的作用下，会产生大量 B 族维生素，微量元素和各种活性物质能更好地被人体吸收利用。

蛋类。蛋类含有高质量的蛋白质、脂肪酸、丰富的卵磷脂，都是秋天应适当补充的营养物质。人体对蛋类消化吸收率高，清淡烹调能减轻胃肠消化负担。

坚果。果仁不仅有利于心脏健康，还能提供维生素 E 和多种微量元素。

身体瘦弱、贫血、低血压的人可适当吃些牛羊肉,必要时少量补充动物肝脏等富含铁的食物,再配上足够的主食,有助于改善体质、提高抗寒能力。

◆冬季

从中医理论看,立冬时节阳气潜藏、阴气盛极、草木凋零、蛰虫伏藏,万物活动趋向休止,以冬眠状态、养精蓄锐,为来春生机勃发作准备。因此,饮食调养要遵循"秋冬养阴""虚者补之,寒者温之""无扰乎阳"的古训,随四时气候的变化而调节饮食。

冬天"进补",应遵循"少咸多苦"的大前提。冬季,吃多了咸味食物,会使本来就偏亢的肾水更亢,从而使心阳的力量减弱。所以,应该多吃些苦味的食物,以助心阳。苦味食物有猪肝、羊肝、大头菜、莴苣、茶叶等。

初冬进补,不宜马上食用大量温热大补的食物,如羊肉、驴肉、人参、鹿茸等,否则容易"上火"。初冬进补,调养脾胃很重要,因为脾胃是后天之本,气血生化之源,冬季进补能不能达到高效,关键在于脾胃受不受补。可先选用山药、甘蔗、莲藕、白萝卜,其中山药健脾益胃、甘蔗健脾除烦、莲藕养胃滋阴、白萝卜健胃消食。

冬季"进补",不可乱用大量大辛大热之品,如麻辣火锅等。冬季吃麻辣火锅,出一身汗,这是在耗散人体的阳气。冬季,应该以补养阴精为主。当然,在冬季更不能吃一些寒凉之品,以免损伤脾阳,影响脾胃运化,破坏消化系统,如凉性水果、冰激凌等。总之,在冬季应以平和而滋润的饮食为主，如多喝一些粥类，适当放一些大枣、枸杞子、桂圆、银耳、百合。煮粥时酌情加少量生姜，可以补而不腻，润而不燥。

另外，我国南北地区地理环境各异，气候条件迥然有别，需区别对待。冬季的西北地区天气寒冷，进补宜大温大热之品，如牛肉、羊肉、狗肉等。长江以南地区虽入冬，但气温较西北地区温和得多，进补应以清补甘温之味，如鸡、鸭、鱼类。地处高原山区，雨量较少且气候偏燥的地带，宜补以甘润生津之品的果蔬、冰糖为宜。

从现代医学看，冬天天气渐渐寒冷，饮食也要有所调整，立冬后饮食要注意以下物质的摄取。

保证蛋白质的摄入。入冬后，可以适当增加高蛋白质食物的摄入，比如畜禽肉、鱼肉和鸡蛋等。蛋白质所含能量的30%会变成热量从体表发散出来，而碳水化合物所含能量仅有5%～6%作为热量散失，脂肪则是4%～5%。因此，冬天吃高蛋白质的食物有助机体抗寒。在富含蛋白质的食物中，红肉和动物内脏等还是铁元素的好来源。铁在人体参与血红素合成，能提高血液携氧能力，缺铁者外周组织的供氧减少，会因产热不够而感到寒冷。

保证B族维生素的摄入。大部分B族维生素在碳水化合物、脂肪和蛋白质代谢中起着重要作用，如维生素B_1、维生素B_2、烟酸等都与能量代谢密切相关，适当摄入有助增强抗寒能力。维生素B_1主要存在于燕麦等粗粮、坚果、瘦猪肉及动物内脏中。富含维生素B_2的食物有动物肝脏、蛋黄、奶制品、菠菜、韭菜、油菜、花椰菜等。富含烟酸的食物有全麦制品、糙米、豆类、芝麻、花生、香菇、鸡肉、瘦肉、鱼、绿叶菜等。

保证维生素 D 的摄入。缺乏维生素 D 不但有损骨骼健康,还会引起人体免疫力低下,导致罹患感染性疾病的风险增加,如感冒、上呼吸道感染等。阳光照射可促进人体中维生素 D 合成。但冬季光照不足、衣服较厚等容易导致人体缺乏维生素 D。此时通过膳食补充维生素 D 十分必要。富含维生素 D 的食物有动物肝脏、蛋黄、香菇、全脂奶等。

保证碘的摄入。碘是合成甲状腺素的重要原料。甲状腺素是人体新陈代谢调控的重要激素,影响人体代谢率的高低、生长发育、神经和肌肉功能。甲状腺素能够促进身体中的蛋白质、碳水化合物、脂肪转化成能量,抵御寒冷。人如果缺碘,合成甲状腺素的原料缺乏,御寒能力会因此降低。各种海洋食品均为碘的良好来源,如海带、紫菜、海鱼等。

保证香辛料的摄入。在寒冷的冬天,适当吃一些香辛料不仅能带来味觉上的享受,还有助人体抵御寒冷。比如,辣椒中的辣椒素具有产热潜力,能促进血液循环,改善怕冷、冻伤等。研究发现,饮食中加入肉桂,能提高新陈代谢,促进产热。姜中的挥发油可加快血液循环、兴奋神经,使全身变得温暖。因此,冬天在烹调时可以多放些辣椒、肉桂、姜等香辛料。

冬季虽然适合进补,但一定要注意摄入有度,防止身体肥胖。天气寒冷,一部分人群饮食会以高热量、高脂肪为主,引起身体肥胖。除了通过运动防止身体肥胖外，还应减少对高脂肪和淀粉食物的摄入。每次吃饭前可以先吃蔬菜，因为蔬菜属于低脂肪、低糖分的食物，且能够给人们一定饱腹感，从而减少每餐的热量摄入。

光照可直接影响人体血清素与褪黑素的分泌。这两种物质与人的情绪状态息息相关。血清素是一种天然的情绪调节剂，可使人情绪更平和。冬天日照不足，会直接导致血清素分泌不足，导致无精打采、注意力难以集中等。褪黑素是一种由大脑松果体分泌的激素，可起到促进睡眠的作用。褪黑素的分泌受到光照影响，有昼少夜多的规律。而秋冬季昼短夜长，使得褪黑素分泌增多，导致人们很容易感到困倦与疲劳。因此，我们冬季要保证光照、转移注意力、合理饮食，以应对冬季抑郁。

另外，冬季出现抑郁情绪，或因为体内缺乏维生素 C、铁、硒、钙、叶酸等营养元素。所以，想要对抗冬季抑郁焦虑，可以多吃一些"开心"的食物来调节心情，如香蕉、樱桃、红椒、全麦面包、巧克力等。

根据年龄选择食物

不同年龄段的人，需要的营养是不同的，因此人们适合的饮食方法也各不相同。如果一味追求营养均衡，忽视根据年龄段补充额外的营养，对身体健康也会产生影响。美国的迈克尔·W.史密斯博士提出了每十年调整一次营养重点的理念。因本书主要是针对成年人,所以本节只叙述 20 岁以后的营养补充该侧重的问题。

20～30 岁。这个年龄段的人,身体机能比较活跃而且代谢速度快,应该多摄入能量,还有那些将热量转化成能量的重要营养素,包括 B 族维生素。富含 B 族维生素的食物有燕麦、瘦肉、牛奶和蔬菜等。

30～40 岁。这个年龄段的人因工作和家庭的压力较大,一些物质的消耗特别快。饮食的重点是补充维生素 C、镁和锌。富含维生素 C 的食物包括红辣椒、柑橘、猕猴桃等。镁对于健康神经系统至关重要,可以通过绿色蔬菜、坚果、种子类和全麦食品来补充。

40～50 岁。这个年龄段的人面临 2 型糖尿病、心脑血管疾病、高血压病、高脂血症等。这时应多吃一些全谷类食物,因为其中的膳食纤维、B 族维生素及矿物质,能增强饱腹感,避免过多摄入碳水化合物和油脂。同时,这个年龄段面临更年期,应多吃富含植物雌激素的大豆制品,还有坚果、种子、浆果和绿色蔬菜,以缓解更年期的症状。

50～60 岁。这个年龄段老年病发病率上升,健康状况逐渐下滑,这时的饮食重点是补充 ω−3 脂肪酸。ω−3 脂肪酸对于大脑和心脏健康都有益处,鲑鱼、鳟鱼等应该多吃。可参考地中海饮食,水果、蔬菜、橄榄油和全麦食品有益血管健康。同时,这个年龄段的人视力会慢慢下降,可以多吃富含叶黄素的甘蓝、菠菜、南瓜、奶类、蛋类等。叶黄素主要是集中在视网膜的黄斑上,不仅能保护眼睛,还能防止黄斑变性,降低患上白内障及夜盲症的概率。

60～70 岁。这个年龄段的人，容易缺乏维生素 B_{12}。维生素 B_{12} 能够保护神经细胞、强化大脑功能、改善红细胞携氧能力。鱼油和红肉是最好的天然维生素 B_{12} 的来源。同时，这个年龄段的人骨骼强度开始下降，钙和维生素 D 对于骨骼的强健比较重要。饮食中应注意摄入蘑菇、动物肝脏、蛋黄、奶及奶制品、豆类、海带、坚果等。

70 岁以上的人群。该人群必须好好保护大脑细胞及记忆力。平时可以多吃鱼油及 DHA 保护大脑细胞，多吃蛋类、鱼类及瘦肉类等，为大脑提供充足的营养。

根据部分疾病的防治选择食物

◆预防心脑血管疾病的食物

①有助控制血压的食物

引发和加重高血压的因素有很多，饮食是决定因素之一，比如钾摄入不足。钾元素被称为"生命之素"，是人体不可缺失的营养元素之一，所有细胞和器官都需钾来维持正常运转。研究证实，钾对预防高血压等慢性病有重要作用。下面介绍富含钾的食物。

水果。大部分水果高钾低钠，能够高效补钾的水果有橙子、哈密瓜、木瓜、香蕉等。

薯类杂粮。土豆、红薯、芋头和山药等薯类钾营养素密度特别高，还富含维生素 C，对控制血压十分有益。各种杂粮也是补钾"高手"，比如小米和红小豆的钾含量分别是大米的 5 倍和 14 倍。

菌类和绿叶菜。蔬菜的钾含量都很高，比如菠菜、芥蓝、苋菜等绿叶菜的钾含量都超过香蕉。菌类的钾含量尤其显著。

茶多酚。茶多酚中的儿茶素，对肾脏分泌的升高血压激素有较强的抑制作用。有机构测定结果显示，茶叶中茶多酚的含量在 91.59～376.60 毫克 / 克。各种茶叶中，茶多酚的含量多少排列为绿茶＞白茶＞黄茶＞青茶＞红茶＞黑茶。发酵程度越高，茶多酚的含量越低。

②清血管的食物

西蓝花。西蓝花富含类黄酮，类黄酮是血管清理剂，能够阻止胆固醇氧化，防止血小板凝结，降低患心脏病与中风的风险。

小白菜。小白菜中含有大量粗纤维，进入人体与脂肪结合后，可防止血浆胆固醇形成，促使胆固醇代谢物胆酸排出体外，以减少动脉粥样硬化形成，从而保持血管弹性。

西红柿。西红柿可提高机体抗氧化能力，消除自由基等体内垃圾，保持血管弹性，有预防血栓形成的作用。

茄子。茄子含丰富的维生素 P，是一种黄酮类化合物，有软化血管的作用，还可增强血管的弹性，防止毛细血管出血。吃茄子，可用蒸、炖、炒的方法，加热的时间短、温度低可减少对维生素 P 的破坏。

胡萝卜。胡萝卜是有效的排汞食物，它含有的大量果胶，可以与汞结合，能有效降低血液中汞离子的浓度，促进血液循环，加速毒素排出。

玉米。玉米富含脂肪，其脂肪中的不饱和脂肪酸特别是亚油酸的含量高达60%，有助于人体脂肪及胆固醇的正常代谢，可以减少胆固醇在血管中的沉积，从而软化动脉血管。

大蒜。大蒜中的大蒜素可以减弱肝脏中合成胆固醇的酶的活性，从而降低体内胆固醇水平，维护血液健康。此外，大蒜还具有明显的降血脂及预防冠心病的作用，并可防止血栓形成。

海带。海带含有丰富的岩藻多糖、昆布素，这类物质均有类似肝素的活性，既能防止血栓形成，又有降胆固醇、降脂蛋白、抑制动脉粥样硬化的作用。

黑木耳。曾有研究证实，如果每人每天食用10～15克黑木耳，能抗血小板聚集、降低血凝、降低胆固醇。研究还证实，由于黑木耳的抗血小板聚集和降低血凝作用，可以减少血液凝块，防止血栓形成，对延缓中年人动脉硬化十分有益，而且对其他心脑血管疾病也具有较好的防治和保健作用。

黑巧克力。黑巧克力是多酚的重要来源，它能改善动脉弹性、降低血压。每天吃25～50克黑巧克力即可。

山楂。山楂有抗氧化、清除体内自由基的作用。山楂含有山楂酸、皂苷、黄酮苷等有机物，可改善微循环、扩张冠状动脉、增加心肌供血。

鳕鱼。鳕鱼性平、味甘，具有活血化瘀功效。鳕鱼含丰富的镁和硒等营养元素，优质的镁和硒有利于心脏健康，可预防心肌梗死等心脏病。更重要的是,鳕鱼的脂肪含量很低,只有 0.5% 左右,且这些脂肪中含有 DHA 和 EPA。它们不仅可以益智健脑、预防老年痴呆,还被称为"血管清道夫",可清洁血管内壁,保护血管健康,对心脑血管疾病有很强的预防作用。

醋。研究发现,每天坚持饮用一勺醋,可刺激人体的血管细胞分泌一氧化氮,起到扩张血管、保证血液畅通的作用,从而降低血压。

甜菜根、莴苣、菠菜、芹菜等。这些食物富含无机硝酸盐,许多口腔细菌将硝酸盐转化为一氧化氮,而一氧化氮有助调节血管。

维生素 K。维生素 K 是维持健康血管至关重要的营养素。血管中的一些蛋白质有助于防止钙在血管壁上沉积形成动脉钙化,而充足的维生素 K 能够维持这些有益的蛋白质进行工作。维生素 K 存在于叶类蔬菜(如生菜、羽衣甘蓝和菠菜)及一些植物油(如大豆油和低芥酸菜籽油)中。

③降低患心肌梗死风险的食物

日本的一项调查显示,摄入鱼和大豆等含镁食品多的人,心肌梗死发病风险降低约三成。镁每日摄取量:成人男性 320 ~ 370 毫克,女性 270 ~ 290 毫克。研究人员认为,为预防心肌梗死,人们在饮食中应积极摄取含镁多的鱼、豆腐、海藻等食物。

④预防冠心病的食物

常吃芹菜、猕猴桃、柑橘、柠檬和青椒等食物,可促进心肌代谢,加强血管韧性、弹性。多吃洋葱,可调节心肌功能。

⑤预防脑卒中的食物

第一，多吃含镁丰富的食物，镁可以保护脑细胞不受缺血后的继发损伤。第二，多吃海带、紫菜、虾米等含碘丰富的食物，可减少胆固醇在动脉壁上的沉积。

◆控制血脂异常的食物

①限制饱和脂肪酸、胆固醇、反式脂肪的摄入

第一，减少烹调油的使用。每天的烹调油应该少于 25 克，且不使用黄油、猪油、牛油、椰子油、棕榈油等饱和脂肪酸较高的油脂。第二，减少或避免胆固醇高的食物。这些食物有肥肉、动物内脏、鱿鱼、鸡鸭皮、高脂肪奶酪、鱼子、蟹膏等。第三，少吃蛋黄、红肉、全脂牛奶。每天仅摄入一个蛋黄；饱和脂肪酸较高的红肉每周仅摄入两次，每次的量在 100～150 克；用脱脂牛奶替代全脂牛奶。第四，不要吃含反式脂肪的食品。反式脂肪又称为反式脂肪酸，最有可能出现在酥性饼干等包装食品、油炸食品、快餐食品中。购买商品时，需仔细阅读食物配料表，如果成分中含有反式脂肪，不要购买。

②减少精制碳水化合物的摄入

控制精制碳水化合物，如白面包、白馒头、含糖食品、饮料的摄入。

③增加有益脂肪酸的摄入

研究认为，单不饱和脂肪酸和多不饱和脂肪酸对健康有益，可以降低胆固醇和甘油三酯水平。富含不饱和脂肪酸的食物包括富

含脂肪的鱼,如三文鱼、沙丁鱼、鲱鱼;富含脂肪的植物性食物,如坚果、橄榄油、菜籽油等。

④多吃富含纤维的蔬菜

吃纤维丰富的食物有助于降低胆固醇、甘油三酯,因为纤维能在肠道内与其结合,从而将其移出体外而不是进入血液。

⑤降血脂的食物

香菇含多种生物酶,能降低血清胆固醇、甘油三酯及低密度脂蛋白水平。大蒜中的硫化物可诱导组织内部脂肪代谢,降低胆固醇。大豆富含不饱和脂肪酸、维生素 E 和卵磷脂,可降低血液中的胆固醇。尤其是大豆还含有大豆皂苷,这种物质具有减肥和预防动脉硬化的作用。玉米含有丰富的钙、镁、硒等矿物质及卵磷脂、亚油酸、维生素 E,均具有降低胆固醇的作用。黄瓜含有的细纤维素具有促进肠道腐败物质排泄和降低胆固醇的作用。另外,黄瓜中含有丙醇二酸,可以抑制糖类物质转化为脂肪,尤其适合心血管病患者食用。洋葱含有二烯丙基硫化物及少量含硫氨基酸,能降血脂。生姜含有类似水杨酸的有机化合物,相当于血液的稀释剂和防凝剂,对降血脂、降血压、预防心肌梗死均有特殊作用。海带含有大量不饱和脂肪酸,能清除附着在人体血管壁上过多的胆固醇。海带中的海藻酸纤维能调理肠胃,促进胆固醇的排泄,控制胆固醇的吸收。海带中钙的含量极为丰富,可降低人体对胆固醇的吸收,降低血压。海带中的以上三种物质协同作用,降血脂效果很好,具有很高的食疗价值。韭菜含有挥发性精油及硫化物,具有降低血脂、防止动脉硬化的作用。茄子富含维生素 P,能增强细胞黏着力,降低胆固醇,提高微血管弹性,有降脂、通脉作用,对高脂血症有一定的防治效果。醋能抑制脂肪在肝脏中生成,醋中的烟酸和维生素 C 能促使胆固醇随粪便排出,在一定程度上使血浆和组织中的胆固醇含量减少。另外,茶叶、山楂、菊花、荷叶也均有一定的降血脂作用。

◆预防静脉血栓的物质

由于年龄增长及现代人的久坐习惯,人们腿部的静脉深处会形成血凝块(即深静脉血栓),血凝块一旦破裂散开,随着血液流到心脏或肺部,有可能导致猝死。美国《临床内分泌与营养代谢》杂志推荐了水和 6 种预防静脉血栓的食物。

①水

导致血栓形成的一个重要因素是脱水。人的血液中没有足够的水时就会变稠,增加患血栓的风险。专家建议每天喝 6～8 杯水(每杯 250 毫升),以确保体内的血液健康。

②猕猴桃

猕猴桃在预防深静脉血栓方面优于其他水果,因为猕猴桃含水杨酸盐,可控制血小板活化率,降低血栓形成的风险。含有水杨酸盐的水果还有橘子、草莓、蓝莓、蔓越莓、葡萄、李子等,它们都能抑制血液凝结。

③大蒜

大蒜富含丁香甙、硫胺素、核黄素、烟酸、蒜素、柠檬醛、硒、锗等微量元素,具有较强的稀释血液的能力。

④初榨橄榄油

初榨橄榄油中的酚类物质可以降低患血栓风险。

⑤富含维生素 E 的食物

坚果和全谷类食物都富含维生素 E,这是一种天然的血液稀释剂。研究表明,摄入更多的维生素 E 不仅可以降低第一次血栓形成的风险,还有助于阻止那些深静脉血栓形成者的进一步血栓形成。这类健康的食物包括核桃、杏仁和榛子,全谷类食物如燕麦、小麦和扁豆也富含维生素 E。

⑥富含 ω-3 脂肪酸的食物

富含 ω-3 脂肪酸的食物有助于稀释血液,防止血栓和中风。ω-3 脂肪酸最常见的来源是鱼,尤其是鲑鱼、鲱鱼、鲭鱼、鳟鱼和凤尾鱼。但对于不喜欢吃鱼的人来说,可食用亚麻籽、葵花籽等富含 ω-3 脂肪酸的植物。

⑦红酒

红酒有助于防止血栓形成。因为它含有高水平的类黄酮物质,可控制血小板的产生来防止血栓形成。如果不喝酒,喝红葡萄汁也有帮助。

◆**预防贫血的微量元素**

老年朋友出现贫血,大多与营养摄入不足、消化吸收不良有关。其中包括微量元素缺乏,在进行食补时莫忘了这几种微量元素。

①补铁

铁是参与构成血红蛋白的重要成分,缺铁会导致血红蛋白合成不足而致贫血。富含铁的食物包括动物肝脏、肉类、动物血、鱼类等。

②补锌

锌能促进机体新代谢、增强食欲,且具有调节免疫功能、促进损伤恢复的作用。当人缺锌时会出现厌食、免疫功能低下。含锌丰富的食物有牡蛎、瘦肉、鱼类等。

③补铜

铜能催化血红蛋白的合成,促进铁的吸收和转运,缺铜也可引起贫血。含铜较多的食物有动物肝脏、坚果、豆类、牡蛎。

④补锰

锰可增强铜的利用, 有协同造血的作用, 缺锰会影响铜的利用,引起贫血。茶叶含锰最多,其他含锰丰富的食物有坚果、谷物、咖啡等。

⑤补钴

钴元素可促进红细胞生成素的生成, 其主要食物来源为各种海产品、蜂蜜、肉类等。

◆**防治糖尿病的食物**

①紫菜

紫菜中的钙能将分泌胰岛素的信息传达给胰脏 B 细胞,当体内的钙达到一定水平,血糖升高时,胰岛素就会分泌,降低血糖。同时,紫菜中的镁可以促进胰岛素分泌,防止胰岛素抵抗。紫菜属于可溶性纤维食物，能够延缓胃排空时间，减慢糖类在肠道中的吸收,长期食用紫菜可起到辅助降糖的效果。

②毛豆

毛豆中的膳食纤维具有调节餐后血糖、升高血清水平及维持血糖稳定等功能。毛豆淀粉含量少,与其他豆类食物一样,具有升糖慢的特点。

③豇豆

豇豆的磷脂有促进胰岛素分泌、参与糖代谢的作用。豇豆是糖尿病患者的理想食品之一。

④小米

英国雷丁大学食物、营养和健康研究所的科研人员发现,吃小米可降低患 2 型糖尿病风险,并帮助糖尿病患者管理血糖水平。

⑤红薯

红薯也是维生素 A 的一个主要来源,而维生素 A 可以改善胰岛细胞的功能。需要注意的是,红薯应选用含糖量少的品种。

⑥苹果

苹果多酚能够起到改善糖、脂代谢紊乱,以及防治糖尿病的作用。美国哈佛大学公共卫生学院的研究人员对 20 万人的饮食习惯进行了长达 24 年的跟踪研究。在该研究中,每周至少吃 5 个苹果者患糖尿病的风险比那些从不吃苹果者低 23%。

⑦秋葵

秋葵多糖，具有辅助降糖、降脂、抗氧化等功效。

⑧芦荟

芦荟多糖，具有调节免疫力、辅助降糖等功效。

⑨含锌的食物

锌缺乏会加速糖尿病及其并发症的发生发展，补锌可改善血糖、血脂和胰岛素抵抗，减轻糖尿病肾损伤。为预防锌缺乏，糖尿病患者可适当多吃点含锌食物。此类食物有肉类、鱼、牡蛎、扇贝、蛋黄、脱脂奶粉、小麦胚芽、芝麻、核桃、豆类、花生、大米、小米和萝卜等。

⑩绿叶蔬菜

菠菜等蔬菜的热量和碳水化合物含量极低，且富含多种营养物质，是糖尿病患者和糖尿病前期人群的优选。绿叶蔬菜能降低 2 型糖尿病患病风险，因为它们富含多酚和维生素 C，这两者都具有抗氧化的特性。它们还富含镁，这是一种有助于减少胰岛素抵抗的物质。

⑪茶叶

茶叶中的茶多糖，通过抑制 α-淀粉酶和 α-葡萄糖苷酶等代谢酶的活性，促进肝糖原的合成，调控信号通路和改善胰岛素分泌等途径，发挥降血糖的功效。专家研究认为，发酵后的黑茶多糖含量较高，半发酵的乌龙茶（多糖含量）次之，全发酵的红茶（多糖含量）相对较低。有报道称，淡茶水可改善胰岛素敏感性，有降低空腹血糖和糖化血红蛋白的作用。

⑫醋

经常吃醋可以减缓血糖的上升速度，特别是对糖尿病患者降低餐后血糖有较好的效果。在以米饭、面食等以碳水化合物为主食时，可以在菜肴中加入适量醋。

⑬紫色果蔬

芬兰图尔库大学科学家研究发现，紫色蔬菜和水果有防治2型糖尿病的作用。紫色蔬菜如紫薯、小水萝卜、紫胡萝卜和紫甘蓝等中含有酰基化花青素。酰基化花青素具有益生菌特质，可维持肠道菌群平衡，还能抑制身体中的炎症、调节体内葡萄糖和脂肪代谢。紫色果蔬中的酰基不但可以改变植物中的物质和化学特性，还能够影响到人体对于果蔬中花青素的吸收和代谢。紫色果蔬中的酰基和非酰基化花青素都有利于2型糖尿病的防治。

⑭维生素 D

维生素 D 是人体必不可缺的营养素之一，其受体存在于各种类型的细胞中，包括胰岛 β 细胞。日本最新研究提示，有糖尿病家族史、糖耐量受损人群应注意补充维生素 D，吃些深海鱼、动脏内脏等富含维生素 D 的食物。

◆预防老年斑的食物

随着时间的流逝，在老年人脸部、手背上会出现不同程度的脂褐素，这些就是我们看到的老年斑。它们有些时候还会慢慢沉积在其他组织中，看不见但会影响细胞的代谢，进而加速身体衰老。那么，吃哪些食物能预防老年斑的出现呢？

①蘑菇

蘑菇含有病毒的干扰素，从而能提高身体免疫力，增强皮肤抵抗能力，使得黑色素不再增多。

②海参

海参中有较多的明胶、黏液蛋白，这些能抗衰老，从而可减少脸上色斑的出现。

③松子

现代研究发现，松子能抗衰老、有效避免老年斑的出现。

④西红柿

西红柿中含有番茄红素、维生素 C，这些物质抗氧化能力极强，能抑制黑色素出现，进而消除雀斑、减少黑色素，达到护理皮肤的目的。

⑤胡萝卜

胡萝卜中含有较多的维生素 A 原，能在体内转化为维生素 A，具有较强的润肤、保护皮肤的作用，对缓解皮肤干燥，有效去除老年斑。

⑥蜂蜜生姜水

生姜具有辛温发散的作用，可促进气血运行。生姜含有的辛辣成分姜辣素，具有很强的抗氧化效果，可以快速清除自由基，抑制体内过氧化脂质的产生，因而可防止或减少脂褐素的沉积。蜂蜜具有补中润燥、缓急解毒的作用，通过其补益作用，可促进人体气血的生成，维持气血正常运行。

◆抗炎与促炎食物

炎症是人体免疫系统的正常反应，但非感染性的慢性炎症会增加肥胖及很多疾病风险，如心血管疾病、糖尿病、癌症等。近年来，越来越多的研究显示，饮食对于慢性炎症有一定的调节作用。最近瑞典学者跟踪研究显示，与抗炎饮食程度较低的人相比，最接近抗炎饮食的受试者全因死亡风险降低18%，心血管死亡风险降低20%，癌症死亡风险降低13%。

促炎食物指的是大量摄入该食物后，会加速体内的炎症反应，从而增加体内的炎症。促炎食物一般具有反式脂肪酸含量高的特点，其他或伴随有饱和脂肪酸、胆固醇、脂肪总量、糖、蛋白质总量、铁等含量高的特点，具体对应的食物有红肉、加工食品、高糖食物、高脂食物（油炸食品）等。

对慢性炎症具有抑制作用的食物主要包括维生素（C、D、E及大部分B族维生素），植物抗氧化物（花青素、类黄酮、异黄酮、酚类、β胡萝卜素等），高纤维素食，多不饱和脂肪酸（特别是殴米伽3系列），关键微量元素（锌和硒）。具体对应的食物有蔬菜、水果、全谷物、坚果、油腻的鱼（如三文鱼、鲱鱼、鲭鱼等）、橄榄油和菜籽油、绿茶、咖啡、巧克力、红酒，以及姜黄、胡椒、葱、姜、蒜等植物香辛料。

研究表明，补充亚精胺能降低促炎标志物的表达，并且抑制活性氧在体内积累，从而避免炎症的过度发生。富含亚精胺的食物主要有动物肉类（如泥鳅）、全麦食品，以及海带、香菇、坚果、蕨菜、马齿苋等。

◆ **发物**

发物一般指的是会引起旧病复发或新病加重的食物。古人曰，此类食物"可动宿疾"。按其致病性能，"发物"可分为六种。选择忌食发物，应先辨明所病之证型。

①发热之物

其多有辛热燥烈的特性，如姜、韭菜、花椒、羊肉、狗肉、香菇、辣椒、胡椒等。凡是素体热盛、阴虚火旺的人不宜食之。

②发风之物

其多有升发、散气、火热的特性，如海鲜、鱼、虾、蟹、贝、猪头肉、鸡肉、鹅肉、牛乳、鸡蛋、椿芽、蘑菇、木耳、茄子等。凡是外感未清、疮疡痧痘、咽疼目赤的人不宜食之。

③发湿热之物

其多有黏滞、肥甘滋腻的特性，如饴糖、大枣、糯米、醪糟、米酒等，能碍脾、助湿、恋邪。此类食物"多食助湿生痰"。凡是湿热蕴结，患有黄疸、淋证、痢疾、带下、疟疾的人不宜食之。

④发冷积之物

其多有寒凉润利的特性，能伤阳生寒，如西瓜、梨、柿子、冬瓜、四季豆、苋菜、莴笋等。凡是素体阳虚、阴寒内盛、泄泻、冷痛、阳虚水肿的人不宜食之。

⑤发动血之物

其多有活血散血、作用峻烈的特性,能动血伤络、迫血外溢,如辣椒、胡椒、羊肉、狗肉、菠菜、烧酒等。凡是各种出血性疾病,如崩漏、痔疮、月经过多、吐血、咯血、鼻衄、皮下出血、尿血等人不宜食之。

⑥发滞气之物

其多有固硬难化的特性,会壅塞气机,妨碍运化,如芡实、莲米、芋头、薯类、豆制品及某些瓜果。凡是食积、诸痛、症瘕痞块等实证的人不宜食之。

◆降低患癌风险的食物

①叶绿素

研究发现,叶绿素有抗氧化、抗突变和抗癌作用。它可以预防DNA 的氧化损伤作用,并通过螯合各种促氧化金属离子而抑制脂质氧化。此外,叶绿素可抑制胰腺腺癌细胞,因为它能够抑制血红素氧合酶的 mRNA 表达和酶活性。绿叶蔬菜颜色越绿,叶绿素含量越高,如菠菜、空心菜、小油菜、小白菜、芥菜、芥蓝、油麦菜、生菜、茴香菜、茼蒿菜、木耳菜、芹菜叶、萝卜叶等。

②蘑菇

蘑菇含有蘑菇多糖,蘑菇多糖具有较强的抗癌防癌作用,可以抑制肿瘤细胞的生长。

③胡萝卜

胡萝卜含有一种糖化醇素,能分解食物中的亚硝胺和木质素,使体内的巨噬细胞吞噬癌细胞的活动力提高二至四倍，从而能增强机体免疫力，抑制癌细胞生成，起到防癌抗癌的作用。

④香蕉

香蕉可以防止皮肤癌和膀胱癌。

⑤西红柿

西红柿具备多种防癌营养素，其中起主要作用的是番茄红素。

⑥酸奶

摄入发酵乳制品，有助于降低患癌风险，其中喝酸奶的抗癌效果最好，可使患癌风险平均降低19%。研究人员分析指出，酸奶之所以可预防癌症，主要原因如下：酸奶富含的钙质可减少细胞增生，降低患肠癌风险；酸奶中的酪蛋白和乳清蛋白可增强饱腹感，有助减缓碳水化合物的消化速度，对控制血糖有益，也有助预防癌症；酸奶中的益生菌、酪酸和共轭亚油酸等物质都具有一定的防癌作用。

此外，预防结直肠癌的食物有蓝莓、黑豆、燕麦、梨、坚果、十字花科蔬菜(包括花菜、卷心菜、西蓝花和羽衣甘蓝)。经常吃核桃防前列腺癌，吃海藻可预防皮肤癌。

◆抵御雾霾伤害的食物

①多喝白开水

在雾霾天气，保证水的充分摄入，才能保证代谢顺利进行，有利于有害物质的排出。

②摄入足够的蛋白质

蛋白质是机体一切组织与细胞的构成成分，是机体免疫的物质基础，也是机体细胞修复不可缺少的成分。在雾霾天要保证优质蛋白质的摄入，如蛋、豆制品、鱼虾、鸡肉等。

③维生素和抗氧化物质

三种 B 族维生素的组合——叶酸、维生素 B_6 和维生素 B_{12}——可以加强基因组分子的自我防御机制（基因组分子在接触高浓度的 PM2.5 时容易发生突变），能帮助健康的成年人抵御短期接触污染引起的炎症和其他症状。

含抗氧化成分食物，如菠菜、油菜、苹果、胡萝卜等蔬果富含多酚类、胡萝卜素等，有助于减少 PM2.5 在体内氧化应激反应造成的损伤。

④含维生素 A 的食物

研究表明，维生素 A 可维持上皮组织（呼吸道、眼睛黏膜等）的抵抗力和修复能力，西红柿、玉米、牛奶、鸡蛋等都是不错的选择。

⑤多吃含功能性多糖的食物

功能性多糖有一定的胶质黏性，可有效吸附胃肠道中的有毒有害物质，加速其排出。在雾霾天气，可多吃一些含这种物质的食物，如海带、紫菜、黑木耳、银耳、香菇、杏鲍菇等。

◆感冒

①多饮白开水

喝足水，可以增进血液循环，加速体内代谢废物的排泄。

②饮食宜清淡稀软

感冒者脾胃功能常受影响,稀软清淡的食物易于消化吸收,可减轻脾胃负担。建议食用米粥、面、蛋汤、藕粉糊等。

③多吃水果蔬菜

水果、蔬菜能促进食欲、帮助消化、补充人体需要的维生素和微量元素。

④风寒感冒

可适量食用生姜、葱白、香菜、豆豉等辛温类食物,忌食绿豆、生荸荠、金银花、薄荷等寒凉性食物。

⑤风热感冒

宜食用油菜、苋菜、绿豆、苹果、西瓜、苦瓜、豆腐等清热泻火、滋阴润燥的食物,忌食生姜、胡椒、桂皮、茴香等热性食物。

⑥感冒伴有咳嗽

可吃些银耳、木耳、萝卜等化痰清肺的食物。甜食或含糖量较高的水果易引起咽喉发炎;油腻、滋补、酸涩的食物,如肥肉、海鲜、糯米、柠檬等易增加肠胃负担,感冒期间应尽量少吃。

◆**胃肠道疾病**

①养胃

茼蒿有安心气、养脾胃、消痰饮、利肠胃之功效,香菜有暖胃的作用,卷心菜有健脾养胃的作用,胡萝卜有健脾的功效,白萝卜有消积滞的功效,蘑菇有健脾开胃的功效。

②腹泻

腹泻初期,以米汤、稀藕粉、果蔬汁等流质食物为主,禁食易产生气体的牛奶、豆浆等。症状缓解后,可吃些大米粥、面片、馒头、瘦肉泥等易消化且较有营养的食物,及时补充体内所需营养。若患有慢性腹泻,可多吃益胃健脾的食物,如奶类、蛋类、鱼类等,少食蜂蜜或其他偏甜食物。对牛奶不耐受者,可食用酸奶。胃寒型腹泻者,宜进食红糖、姜、花椒、胡椒、芥末等温热食物。消化不良引起的腹泻者,宜吃山楂、麦芽等促消化的食物。久泻者,宜食石榴、苹果、苋菜、姜、大蒜、浓茶等有收敛止泻作用的食物。脾胃虚弱引起的腹泻者,可常食有健脾作用的莲子、山药、栗子、扁豆、桂圆等。

③增加肠道"好菌"

荷兰格罗宁根大学研究显示,摄入过多加工食品和动物源性食品会增加肠道中"坏"菌的数量,包括厚壁菌门和瘤胃球菌属的细菌,它们都参与促炎活动。摄入果蔬、谷类和坚果类食物会增加肠道中"好"菌的数量,如普拉梭菌可以产生短链脂肪酸,将纤维和果胶发酵成乙酸盐,起到抗炎和保护肠内细胞完整性的作用。摄入过多快餐,也会增加"坏"菌的数量,而在缺乏膳食纤维的情况下,这些细菌会进入肠道黏液层,破坏肠道完整性。

三类可增加肠道益生菌的饮食。可溶性膳食纤维。洋葱、大蒜、香蕉、西红柿等食物富含膳食纤维,可以让肠道菌群保持多样性,平时多吃可以增加肠道益生菌。低聚糖类食物。蜂蜜、酸奶、大豆、山药、土豆、地瓜、芋头等食物都属于低聚糖类食物，对益生菌的生长有着良好的促进作用。发酵类食物。发酵类食物中含有多种对人体有益的细菌，最为常见的有酸奶、豆腐乳等。

④缓解便秘

大便秘结难解会让人很不舒服，建议常食一些柔滑类蔬菜。这类蔬菜（如冬葵、木耳类、菠菜、空心菜、苋菜）质地柔软、润滑，可以起到润滑肠道、促进排便的作用。

◆**助性的食物**

美国专家研究发现，持续食用低脂肪、高蛋白的食物能在六个星期内增强性欲和改善性生活。另外，每天食用大量的含有丰富维生素和矿物质的蔬菜和水果，将促进性激素的产生。

①海鲜

海鲜和瘦肉一样富含锌元素。锌是男人所必需的一种重要元素。如果缺乏锌，将导致性欲低下、精子量少，甚至阳痿。男人每次射精中大概含有5毫克锌，是每日锌摄入量的三分之一，因此性生活越频繁者，就需要补充越多的锌。

②蛋类

研究表明，鸡蛋中所含的物质可有效提升性欲。

③香蕉

香蕉中含有丰富的蟾蜍色胺———一种能作用于大脑使其产生快感、自信和增强性欲的化学物质。

④大蒜

研究证明,大蒜可以迅速增强性欲,且可促进男性和女性阴部血液循环,刺激性感觉。

⑤含叶酸的食物

叶酸能改善性欲,增加精子数量。叶酸来源于杏仁、花生、芦笋等。

⑥含维生素 E 的食物

维生素 E 能改善血液循环,利于勃起,提升性欲。维生素 E 来源于坚果、芒果等。

⑦含维生素 C 的食物

维生素 C 能帮助维生素 E 改善血液循环。另外,维生素 C 还能促进性欲所需要性激素(如睾丸激素、雌激素和孕酮)合成。富含维生素 C 的食物包括橘子、柠檬、草莓等。

⑧含 B 族维生素的食物

B 族维生素有助维生素 E 和维生素 C 的吸收,以改善血液循环。富含 B 族维生素的食物包括鸡肉、动物肝脏、金枪鱼、花生、土豆、西红柿、鸡蛋、龙虾等。

◆保护前列腺

男性想要保护好前列腺,在避免久坐、增强运动的同时,不妨通过猕猴桃、石榴、樱桃、柑橘、苹果等水果来调理。前列腺中的前列腺液富含锌元素,而慢性前列腺患者多缺乏锌。苹果富含锌,通过增加苹果食用量可以获得更多锌元素，有助于防治前列腺疾病。富含锌的食物包括芝麻、核桃、花生等。新鲜番茄含有番茄红素，能有效清除自由基，对前列腺有益。西蓝花含有萝卜硫素和吲哚，有抗癌的作用，可降低患前列腺癌风险。

◆护眼的食物

长期看手机、电脑、电视屏幕会对眼睛造成严重伤害，而食物中含有的叶黄素对眼睛有保护作用。叶黄素主要集中在视网膜，叶黄素能吸收大量有害高能蓝光，从而达到保护眼睛的作用。当体内叶黄素缺乏时容易引起黄斑退化和视力模糊，进而出现视力退化、近视等症状。所以，补充叶黄素可以保护视力，预防视网膜黄斑病变，并降低白内障发生率。叶黄素主要存在黄色食物内，如玉米、蛋黄、木瓜、桃子、芒果、菠菜、芦笋等。

长时间盯着屏幕，眨眼次数也会变少，容易眼睛干涩，患眼干燥症的风险也大大增加。多吃一些富含胡萝卜素的食物，有助于帮助缓解眼睛干涩。橙色的食物含有丰富的胡萝卜素，可以在体内转化为维生素 A。维生素 A 有助于维护正常的视觉功能，可以保护眼表面黏蛋白、稳定泪膜、防止眼表面干燥及病原体入侵等作用。橙色食物有胡萝卜、南瓜、红薯、哈密瓜等。

绿色蔬菜含有丰富的维生素 C。维生素 C 具有很强的抗氧化性，它能减少眼睛中氧自由基的危害，保证眼睛功能的正常，延缓眼睛衰老。维生素 C 还能增加眼睛里微血管的韧性、修护细胞，增进眼睛健康。如果维生素 C 摄入不足会导致晶状体浑浊,诱发白内障。含维生素 C 丰富的深绿色食物有猕猴桃、青椒等。

紫色食物含一种植物营养素——花青素。视锥细胞中有一种物质叫视紫质,视紫质的多少决定视力情况,而花青素可以促进视网膜细胞中视紫质的再生,从而起到提高视力、预防近视、预防老花眼的作用。富含花青素的食物有蓝莓、紫葡萄、红菜薹、黑枸杞等。

◆有助睡眠的食物

研究发现,在深睡眠阶段,体内的钙水平会升高,缺钙可能导致深睡眠不足或缺失。钙还能帮助大脑利用色氨酸来制造褪黑素,有助于睡眠。建议日常饮食增加牛奶、绿叶蔬菜的摄入量。另外,缺镁也会引起睡眠障碍,而高镁膳食能让有睡眠障碍的成年女性得到深睡眠,而且不容易中途醒来。

①香蕉

香蕉中含有的丰富天然镁,可以起到松弛肌肉、放松身体的作用,能够有效缓解失眠,帮助完成一夜好梦。

②蜂蜜

蜂蜜中含有丰富的镁,具有镇静作用,能调节心理、消除紧张心理、减轻压力,可以帮助快速进入梦乡。

③坚果

坚果如瓜子、花生、杏仁、核桃等含有较丰富的色氨酸,具有抑制大脑兴奋的作用,能使人产生疲倦的感觉,从而帮助入睡改善睡眠。

④土豆

睡前吃土豆不仅不会破坏胃肠道，相反还能够清除那些妨碍色氨酸发挥催眠作用的酸化合物。如果混合温奶做成土豆泥的话，效果更佳。

⑤全麦面包

睡前吃一片全麦面包，搭配蜂蜜，能够帮助人体释放一种胰岛素。这种胰岛素能够使色氨酸到达人脑并在那转化为复合胺，有助于睡眠。

⑥含 B 族维生素的食物

B 族维生素可舒缓情绪，缺乏维生素 B_1 可引起情绪沮丧，缺乏维生素 B_6 容易焦虑、失眠。精白米面和甜食中 B 族维生素含量低，而全谷杂粮中的含量是精白米的几倍，吃全谷类食物有利于改善睡眠质量。

◆**抗抑郁的食物**

①高糖、高脂食品

可乐、蛋糕、冰激凌、油炸食品，能够激发大脑的犒赏机制，从而产生一定的快乐。高糖、高脂的食物虽然会产生一定的欣快感或减少一定的压力，但过量进食会对身体健康造成不利影响。

②富含维生素的食物

如橘子、西瓜、苹果、香蕉等，不仅能为人体提供能量，还能提高人体的新陈代谢水平，减少躯体不适感以及降低紧张感，从而达到一定的舒缓身心压力、缓解抑郁的效果。

③牛奶

牛奶是维生素 D 的良好来源。如果人体的维生素 D 含量很低，可能导致抑郁。研究发现，服用维生素 D 补充剂的人比不服用的人在一年后抑郁程度更低。

④鸡肉

鸡肉含有用来制造血清素的色氨酸。血清素是大脑内的一种化学物质，有研究者认为其在对抗抑郁中起到关键作用。

⑤坚果

这种零食富含硒，可以帮助保护身体免受自由基的伤害。有研究发现，饮食中缺乏这种矿物质的年轻人更容易抑郁。

⑥胡萝卜

胡萝卜富含胡萝卜素，这种营养素可以降低抑郁水平，大家还可以从南瓜、菠菜、红薯和哈密瓜中获取胡萝卜素。

⑦绿叶蔬菜

它们富含叶酸，这是大脑细胞正常工作所必需的维生素，有助于预防抑郁。

后记

医者仁心，让患者获得健康、幸福是每一个医生的愿望。让更多的人健康长寿、获得幸福是医生价值的最大化。健康科普教育能让广大的民众懂得健康知识，使大众的健康水平大大提高。我是一名医生，编撰这本《健康微言》的目的是为读者提供一些健康知识，让人们健康长寿。

我国自古重视医学知识普及。古代有句话是这么说的："父母不知医者，谓不慈；子女不知医者，谓不孝。"这说明医学知识要力求达到家喻户晓，人人皆知。这不是说要家家开医院，人人当医生，而是为了在平时能用医学知识管理日常生活，达到健康长寿的目的。

中华历史五千年，古代虽然生产力不发达，但是有很多高智慧的人，他们创造了中国文明。中国古代从天文、历法、物理、化学、数学、地理、生物、建筑、陶瓷、冶金、农学等都硕果累累，灿如繁星，极大丰富了人类文化的宝库，推动了世界文明的进程。中医学是中华文明的重要组成部分。中医药对中华民族的繁衍昌盛和世界文明作出了重要贡献。

如今,世界对中医药的需求越来越旺盛,国家对中医越来越重视,大众对中医知识越来越感兴趣。但是,由于中医学博大精深,其中奥妙一般人难于理解。为了让民众能了解中医,用中医理论指导自己的健康管理,我对书中部分中医理论进行解读,并用通俗易懂的语言叙述。

人生最幸运的事是出门遇贵人,我今天能编撰成这本书,完全得益于遇到了杨建葆这位道高德重的贵人。当时我手里拿着一叠平时摘录的养生资料,是建葆兄建议我编撰一本书,他说:"这些资料就像一堆建筑材料砂石、木材和各种金属,你要把它们建成一座房子,房子有几层?每层有几间?你还要像讲解员一样全程向读者介绍,让读者知道每层、每间做什么用。"我平时很少写文章,心有怯意。这时,又是建葆兄让我鼓足勇气:"你是医生,养生道理和医治疾病的道理是一个,你能说清医治疾病的道理,就能说清养生的道理。"因此,我要特别感谢亦师亦友的老同学——杨建葆。

当初,我把《健康微言》初稿递给江西科学技术出版社编辑部时,内心是非常忐忑不安的。因为李贤平主任是位严肃认真的资深编辑，听说他责编的一些图书作品获得了奖励。我虽然有些年纪，但写作水平还是有自知之明的。当时我心理上有两个准备。一是，从此打消动笔念头；二是，在编辑的指导下再做一番努力看行不行。但事情出乎我的意料，给了我一个惊喜，书稿被出版社选中了。

在这里，我要感谢饶春垚老师。她是位非常有耐心，而又细致入微的老师。我这本书是在饶老师的热心指导下编撰而成的，饶老师费了很多心血。

在编撰《健康微言》的过程中，邹成同学给予了有力支持。他从事健康教育四十多年，造福大众。他不但健康教育有丰富经验，医学基础理论的研究也硕果累累，尤其对中医"五运六气"研究有很高的造诣。

本书编撰中收录了很多书籍、报纸、杂志和媒体的资料，这些资料是贤者的养生智慧。出于对贤者的敬重，本书尽量以原意或原文的形式展现在读者面前，让读者领略贤者风采。另外，有些资料几乎是几经转手才到我手上的，以至于原作者是谁，已无法搞清楚，这是件十分遗憾的事。但是可以肯定，作者的初衷是为世人谋福利。只要能把福利送到世人手上，我想原作者一定会感到欣慰。

古人对谈医学的人有要求。清朝巨匠叶天士说："医可为而不可为,必天资敏悟,读万卷书而后……"《黄帝内经》认为："夫道者上知天文,下知地理,中知人事。"我一直从事临床工作,医学基础理论尚有不足,在医学这个大课题面前只能低声细语、小声说话……如此,就有了读者手中的《健康微言》这本书。

感谢世代从医的祖辈,是祖训家风在我的心里播下了以岐黄之术普济苍生的种子;感谢一生与我相亲相爱的家人,由于他们的照顾,才让我在工作之余,还有时间从事写作;感谢几十年来与我一路同行的学友,是他们的支持和鼓励,让我有信心完成这本书;感谢出版社的编辑老师,他们就像园丁,经过多次的培护和修剪,让我这样一个迟暮之年的作者,对《健康微言》一书在充满生机的科普园地开花结果满怀期待。

最后,我要感谢我的读者,如果你们能从《健康微言》获益,即是对我最好的回报,"但愿世间人无病,何惜架上药生尘"正是我作为一个医生的人生所愿。

2023 年 10 月于南昌济生堂